Tanja Seehofer

Yoga gegen Burnout

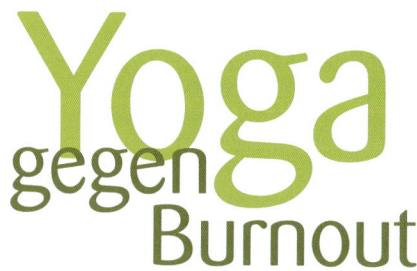

Gelassen und selbstsicher im Stress

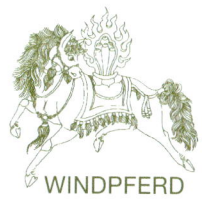

WINDPFERD

1. Auflage 2015
© 2015 Windpferd Verlagsgesellschaft mbH, Oberstdorf
Alle Rechte vorbehalten
Umschlaggestaltung: Markus Kuhn, KplusH, Agentur für Kommunikation und Design, CH-Amden
unter Verwendung eines Fotos von Werner Lee Grawe
Fotos im Innenteil | Yoga-Asanas: Werner Lee Grawe
Lektorat: Lucia Rojas | derschönstesatz
Layout und Satz: Marx Grafik & ArtWork
CD | Aufnahmetechnik, Mischung und Mastering:
Andreas Mock, Musikstudio Illertissen
Gesprochen von: Tanja Seehofer
Gesetzt aus der Warnock Pro · Druck: Himmer AG, Augsburg

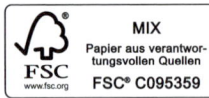

Printed in Germany
ISBN 978-3-86410-097-0
www.windpferd.de

Inhalt

Vorwort von Dr. med. Maurer

Leben oder funktionieren?

Burnout kann als eine unbewusste Kompetenz des eigenen weisen Organismus zum Schutz vor weiterer Überforderung oder Selbstverfehlung angesehen werden. Burnout hat meiner Erfahrung nach so gut wie immer etwas mit mangelnd erlebter Wertschätzung, vor allem aber mit mangelnder Selbstwertschätzung und mangelndem Selbstmitgefühl zu tun. Viele meiner Burnout-Patienten sagen am Ende ihrer stationären Behandlung: „Wohin wäre ich gekommen (bzw. nicht gekommen), wenn mein Körper nicht revoltiert und mich so schmerzhaft aus der Bahn geworfen hätte?!" Erfolgreiche Überwindung eines Burnout-Geschehens kann also auch als Reifungsprozess verstanden werden, damit nicht nur der „Hamster im eigenen Lebensrad" entscheidet.

Burnout hat nicht nur mit Stress zu tun! Dass Menschen, die ausgebrannt sind, überlastet sind, ist unbestritten. Was führt jedoch zu dieser Überlastung? Worüber erschöpfen wir uns tatsächlich? Die bisher angenommene Ursache für einen Burnout, die berufliche Überforderung, ist in Wahrheit nur das Symptom! Der Aspekt von Beziehung spielt bei Burnout-Erkrankungen die entscheidende Rolle: Die Beziehung zu sich selbst und die Beziehung zur Umwelt. Menschen brennen nach meiner Erfahrung aus, weil sie den emotionalen Dialog und Kontakt zu sich selbst verloren haben und sich aus den oft konfliktreichen Beziehungen zu ihrem Umfeld zurückziehen. Eine negative Selbstbeziehung oder fehlende positive Beziehungen zu anderen Menschen und zu ihrem sozialen Umfeld führen also zum Ausbrennen. Wenn der Kontakt zum eigenen Selbst, zum eigenen Fühlwesen verloren geht, verliert der Mensch seinen Kompass durch unsere hektische Zeit. Wie ein Schiffchen im Sturm wird er von den hohen Wellen hin- und hergetrieben, wenn er nicht mehr weiß, wer er eigentlich ist, was zu ihm passt, welche Gefühle, Wünsche und Bedürfnisse er hat, wie er gelernt hat, mit seinen Ängsten umzugehen, seine Stärken nicht kennt und keine klare Werteorientierung für sein Leben hat.

Wenn dann die Burnout-Symptomatik ihn zum Innehalten zwingt, wird das oft schamhaft erlebt, es ist allerding eine Chance für eine optimierte Lebensbalance. Es zeigt die Energiekrise des modernen Menschen auf, wie wir dazu neigen, uns zu verzetteln, ständig versuchen, die Geschwindigkeit in unserem Leben zu erhöhen, um mitzuhalten, um den Erwartungen anderer gerecht zu werden. Burnout ist kein Ausdruck von Schwäche, es ist der gesunde Selbstregulationsversuch eines Menschen, der ein Leben lebt, das seiner eigentlichen Wesensidentität nicht entspricht. Burnout ist also ein Aufruf, sich für sich selbst zu interessieren, wesentliche Lebensbereiche zu überprüfen und sich und seine eigentlichen Bedürfnisse wirklich kennenzulernen.

Das – wie ich finde – sehr gelungene Buch von Tanja Seehofer „Yoga gegen Burnout" macht hier Mut. Burnout ist kein Schicksal und es entsteht nicht über Nacht. Niemand muss ausbrennen, nur weil er Leistung erbringen will, denn Burnout ist heilbar, wie Tanja Seehofer freimütig anhand ihrer eigenen Leidensgeschichte erzählt. Deshalb ist sie besonders glaubwürdig. Über Fragen zur mentalen Selbsterforschung, Überprüfung der eigenen Lebensvision und Übungen zum Lebensrad lädt sie ein, sich selbst besser kennenzulernen, in Fühlkontakt mit sich selbst zu treten und die Balance wesentlicher Lebensbereiche des Menschen zu überprüfen. Sie lädt in mentalen Fantasiereisen ein zur Selbstbegegnung, zu einem stärkenden Blick auf das eigene Leben und die eigene Lebensvision und zur achtsamen Visions- und Symbolsuche in der

Natur. Ihr sanftes Yin Yoga mit entsprechenden Übungen ist aus meiner Erfahrung als Klinikleiter besonders geeignet, Menschen in einen achtsamen Kontakt mit dem eigenen Körper zu führen, zur Verbesserung der Körperwahrnehmung und auch der Fähigkeit des Loslassens. Da ein Mensch mit einem schweren Burnout in der Regel eine erschöpfungsdepressive Symptomatik entwickelt, muss jede Therapie ihn wieder dazu hinführen, die eigene „Herzenstür" zu öffnen. Auch hierfür bietet das Buch von Tanja Seehofer mit der beiliegenden Audio-CD angeleitete Meditationen an, die diesen emotionalen Öffnungsprozess zu mehr Mitgefühl mit sich selbst behutsam anregen.

Sowohl zur Prävention eines Ausbrennens und sich Verausgabens scheint mir das Buch von Tanja Seehofer geeignet als auch natürlich zur Nachsorge nach ambulanter oder klinisch stationärer Behandlung, um auf spielerische Weise die Ressourcen des eigenen Körpers zu nutzen und das eigene Leben wieder mehr nach seinem eigenen Wesenskern auszurichten.

Ich wünsche dem Buch, das Frau Tanja Seehofer mit viel Enthusiasmus kompetent und authentisch geschrieben hat, viel Erfolg und Interesse bei der zunehmenden Zahl von Menschen in unserem Land, die so nicht mehr weiterarbeiten und weiterleben können und wollen.

Dr. med. Wolf-Jürgen Maurer
Facharzt für Psychosomatische Medizin und Psychotherapie,
Allgemeinmedizin und Naturheilverfahren –
Chefarzt der Panorama Fachklinik (Fachklinik und Rehabilitationsklinik für Psychosomatik, Psychotherapeutische Medizin und Naturheilverfahren in Scheidegg im Allgäu)

Vorwort der Autorin

„Sei Dein eigener Schöpfer und erschaffe Dir Dein Königreich auf Erden". So lautete die Überschrift. Ich schrieb weiter: „Ich fühle mich wie neu auf die Welt gekommen, es ist wie die Wiedergeburt mitten ins Paradies hinein. Ich stehe auf einer Wiese. Frühlingsblumen, Bäume, grün über grün, Vögel und die Sonne, die mir ins Gesicht scheint. Während ich alles um mich herum beobachte, kommt das tiefe Gefühl der Liebe, der tiefen Dankbarkeit, der Demut und der Glückseligkeit in meinem Herzen hoch. Es fliegen tausend Schmetterlinge in meinem Bauch, in meinen Zellen. Ja, ich bin verliebt – verliebt in das Leben, verliebt in die Natur, verliebt in den Augenblick, verliebt in MICH! Ich bin wie aus einem tiefen Schlaf erwacht, aus dem Schlaf der betäubten Vergangenheit. Endlich lebe ich – jeder Tag ist nun ein Geschenk für mich. Ich versuche jede Minute, jede Sekunde bewusst wahrzunehmen. Die Sehnsucht in meinem Herzen, Frieden mit mir selbst zu schließen, habe ich mir erfüllt. Ich liebe mich nun ganz genauso wie ich bin!"

Diese Zeilen sind heute Ausdruck meiner Heilung und erfüllen mich auch jetzt noch aus tiefstem Herzen. Mein Selbst- und Welterleben war davor ein komplett anderes. Ich war durch einen Burnout, der in eine schwere Depression mündete, nur noch ein Schatten meiner selbst. Ich wusste weder, wer ich war, noch was ich konnte und was ich fühlte, geschweige denn, was überhaupt auf dieser Welt meine Aufgabe hätte sein sollen. Ich konnte die Wunder und Geschenke des Lebens nicht mehr erkennen. Für mich war alles nur noch grau. Ich ließ niemanden mehr an mich heran und fühlte mich alleine. Alles war mir zu viel. Am liebsten hätte ich mich in Luft aufgelöst. Da war kein Strahlen mehr und meine Seele war verschlossen.

Alles hatte ganz langsam begonnen und ich selbst hatte gar nicht bemerkt, wie sehr ich mich verändert hatte. Wenn mich jemand auf meine Situation ansprach, leugnete ich meinen schlechten Zustand. Ich und Kranksein passte für mich nicht zusammen. Ich funktionierte doch wunderbar! Irgendwann brannte ich vollkommen aus – und holte mir Hilfe.

Im Nachhinein sehe ich meinen Burnout als nichts Schlimmes mehr an. In der akuten Phase selbst wird er oft als etwas Furchtbares erlebt und als so schrecklich empfunden, dass man es vor sich selbst und der Welt verheimlichen will. Viel zu häufig aber wird der Auslöser nur in der Arbeit gesehen: zu viel Stress bei der Arbeit, Mobbing oder Überforderung. Aber ist es wirklich nur viel Arbeit? Nur der Stress? Heute weiß man: Eine einseitige „Schuldzuweisung" reicht nicht mehr aus. Das ganze Leben eines Betroffenen gehört unter die Lupe genommen.

Durch die Behandlung eines Burnouts lernen Betroffene, sich selbst wieder zu spüren – sowohl körperlich als auch seelisch – und infolgedessen wieder zu sich selbst zu kommen. In einer Klinik erfahren sie zum Beispiel, die eigenen Bedürfnisse wieder wahrzunehmen. Selbsterfahrung und Selbsterforschung durch Meditation, Yoga, Traumreisen, therapeutische Malstunden, Sport, Massagen, Nordic Walking, Therapiestunden mit NLP-Ansätzen, mentalen Übungen und Phantasiereisen, Achtsamkeitsübungen und lange Spaziergänge in der Natur tragen dazu bei, sich langsam selbst Stück für Stück neu zu erobern. Aber auch ambulant behandelt lernt man in Einzel- und Gruppensitzungen, die eigenen Gefühle zu erforschen und durch Achtsamkeit den Dialog mit dem eigenen Körper herzustellen und beizubehalten. Betroffene müssen also anfangen, nicht nur über die Beziehung zu sich selbst nachzudenken. Sie müssen auch die wichtigsten Bereiche untersuchen, die das Leben ausmachen: u. a. der

Umgang mit der eigenen Gesundheit, dem Beruf, den intimen Beziehungen, der Liebe und der eigenen Beziehung zum Geld. Natürlich gibt es noch weitere Bereiche, die abhängig vom Alter, der eigenen Geschichte sowie der persönlichen und sozialen Situation eines Menschen variieren.

All diese Bereiche sind auch Teil des sogenannten Lebensrades, jenes Rades, das aus verschiedenen Facetten besteht. Beim Lebensrad handelt es sich um ein Coaching-Tool, das zum Beispiel zur Karriere- und Lebensplanung, zu Fragen der Persönlichkeitsentwicklung oder bei einem Burnout-Syndrom angewendet werden kann. Es dient in erster Linie zur persönlichen Standortbestimmung und kann uns aufzeigen, welche Aspekte wir in unserem Leben ausklammern oder welchen wir zu viel – oder manchmal sogar unsere ganze – Aufmerksamkeit schenken.

Im übertragenen Sinne repräsentiert das Lebensrad auch einen besonderen Weg: sich die eigene, innere Weisheit nutzbar zu machen – und verspricht dabei Orientierung hin zu einem selbstbestimmten Leben und zu einer gesunden Work-Life-Balance. Wer sich bewusst mit seinen eigenen Schattenseiten konfrontiert, Konflikten nicht mehr aus dem Weg geht, Selbstverantwortung übernimmt und sich immer wieder offen mit sich selbst, den eigenen Gefühlen auseinandersetzt, folgt der Aufforderung des Lebensrades, sein Leben neu zu ordnen.

Das (Lebens-)Rad spielt auch im Buddhismus und im Yoga – und hier insbesondere im Yogasutra des Patanjali – eine wichtige Rolle. Im Yogasutra wird es mal als Rad mit acht Speichen, mal als achtstufiger Pfad bezeichnet. Es enthält die aus yogischer Sicht wichtigsten Aspekte, die es braucht, um ein spirituell erfülltes Leben zu führen. Hierzu zählen auch der Umgang mit der Welt und uns selbst sowie eine umfassende Yoga- und Meditationspraxis. Auch hier geht es darum, dass man alle Bereiche möglichst ausgewogen in sein Leben integriert – was natürlich nicht immer möglich ist und somit einem Idealbild entspricht. Im übertragenen Sinne ist vielmehr gemeint, dass man sich nicht ausschließlich auf einen Aspekt konzentriert, sondern allen Bereichen, die unser Menschsein ausmachen, mit Offenheit und Interesse begegnet und auch Raum für sie schafft in seinem Leben.

Alles, was es dafür braucht, ist Neugierde, Offenheit für sich selbst, die eigenen Gefühle und andere Menschen, sowie Geduld und Disziplin. Diese aufzubringen lohnt sich. Denn: Wer seine eigenen Bedürfnisse besser kennt und die eigenen Grenzen und die der anderen besser einschätzen und wahren kann, lebt entspannter!

Natürlich kann dieses Buch keine Therapie ersetzen. Es kann aber flankierend dabei unterstützen, den eigenen Körper und Gefühle wieder wahrzunehmen und wieder Freude am Leben zu bekommen, um es mit allen Sinnen zu genießen!

Dabei wünsche ich Ihnen viel Spaß!

Ihre Tanja Seehofer

Einleitung

Ein Burnout kann zu einer Zeit des Erwachens werden. Eine Zeit der Veränderung ist es allemal. Wenn Sie selbst betroffen sind und im Begriff sind, wieder gesund zu werden, wissen Sie wahrscheinlich, dass Sie nicht mehr weiterleben können, wie bisher. Aber: Um Ihrem Leben langfristig eine neue, gesunde Richtung geben zu können, müssen Sie zuerst mit sich selbst, Ihrem Körper, Ihren Gefühlen und eigenen Grenzen in Kontakt kommen – oder lernen, diesen zu halten. Sonst wird der Burnout vielleicht Ihr Herz zerreißen! Erwiesenermaßen sterben Betroffene 6-mal häufiger an den Folgen eines Herzinfarktes, wenn sie ihr Leben nach einem Burnout nicht ändern.

Nur dann, wenn Sie wissen, was Sie wirklich nährt und Ihnen gut tut, wo Sie Ihren eigenen Körper überstrapazieren, wann Sie zu aktiv sind und sich innerlich verbrennen, werden Sie sich wieder so richtig lebendig fühlen. *Yoga gegen Burnout* hilft Ihnen dabei!

Yoga gegen Burnout ist ein Weg, der Sie darin unterstützt, diesen Kontakt wieder herzustellen – oder zu halten –, Ihre eigenen Bedürfnisse zu erkennen – oder mit ihnen verbunden zu bleiben – und zu Ihrem eigenen unverletzlichen Wesenskern Ihrer Persönlichkeit vorzudringen. Sobald Ihnen dies gelingt, werden Sie Schritt für Schritt wieder gesund und sich auf eine vollkommen neue Weise sicher in sich selbst fühlen. Es ist eine Sicherheit, die Ihnen dann niemand mehr nehmen kann. Sie hat nichts zu tun mit Ihrer beruflichen Karriere, mit materiellen Gütern oder mit gesellschaftlichem Ansehen. Sondern sie basiert auf etwas viel Wertvollerem. Etwas viel Wichtigerem. Sie basiert auf einer gesunden Selbstwahrnehmung und Vertrauen – Vertrauen zu sich selbst. Wenn Sie sich und Ihren Körper wieder selbst wahrnehmen und Ihre eigene Belastbarkeit wieder einschätzen können, Ihre Grenzen nicht mehr missachten, können Sie auch wieder in Ihr Gefühl für sich selbst vertrauen – und kennen infolgedessen auch wieder Ihre Bedürfnisse, Ihre Stärken und Ihre Schwächen. Dann wissen Sie, was Sie nährt und was Sie auslaugt, wer Ihnen Energie gibt oder Ihnen Energie raubt. Wenn Sie wieder an sich selbst glauben, sind Sie auch wieder bereit, spannende und neue Dinge auszuprobieren, Wissen zu erwerben, das Leben zu genießen und letztendlich das zu tun, wofür Sie wirklich brennen.

Yoga gegen Burnout ist ein umfassender Weg, der Sie darin unterstützt, zuerst einmal wieder Kontakt zu Ihrem Körper herzustellen – oder diesen langfristig aufrechtzuerhalten. Denn, wie Sie im Verlauf des Buches noch lesen werden, sind Betroffene vollkommen von der eigenen Körperwahrnehmung abgeschnitten. Diese gilt es zurückzuerobern. Viele Betroffene lernen dies während ihres Klinikaufenthaltes, während einer ambulanten Therapie und flankierend mit einem Buch wie diesem, in dem eine Yogapraxis vorgestellt wird, die besonders auf die feinere Wahrnehmung der eigenen Gedanken, Gefühle und Körperempfindungen abzielt.

Eine regelmäßige Yogapraxis ist von unvorstellbar großem Wert, um den eigenen Körper wieder zu beseelen und ihn zukünftig zu dehnen, zu kräftigen und zu entspannen. Gleichzeitig gilt es, herauszufinden, wo Sie auf dem Weg in den Burnout den Kontakt zu sich selbst verloren haben – und wie Sie ihn jetzt wieder herstellen können. Mit einer klaren Tagesstruktur, Achtsamkeit, Geduld, Präsenz, aber auch mit Klarheit und Ehrlichkeit sich selbst gegenüber können Sie sich mit Hilfe dieses Buches auf neue Weise begegnen und Ihrem Leben wieder einen Sinn geben. Denn ohne Sinne ist das Leben „sinn-los"!

Yoga gegen Burnout ersetzt natürlich keine klinische Behandlung und auch keine ambulante Psychotherapie. Aber es kann Sie davor schützen, überhaupt erst einen Burnout zu bekommen – oder Ihnen nach einem Klinikaufenthalt als stärkende Praxis und fester Bestandteil in Ihrem Tagesablauf dienen.

Aufbau des Buches

Im theoretischen Teil des Buches erfahren Sie alles Wesentliche über die Ursachen und den Verlauf eines Burnouts sowie über Wege aus dem Burnout. Hier sind es besonders die neuesten Erkenntnisse aus der Burnout-Forschung, der Neurologie und dem Yoga, die uns zeigen, wie wir wieder gesund werden können – und noch viel wichtiger: auch gesund bleiben!

Im praktischen Teil des Buches lernen Sie fünf wichtige Lebensbereiche kennen. Die Burnout-Forschung hat erkannt, dass sie die Säulen sind, die uns tragen. Zusammen sind sie die Quelle unserer Lebenskraft. Für sich alleine genommen, ist jeder Bereich ein äußerst sensibles System. Verschiebt sich darin etwas, entsteht ein Ungleichgewicht. Deshalb sollten diese Bereiche nach Möglichkeit gut ausbalanciert sein, damit Sie nicht erneut ausbrennen. Denn nur dann, wenn wir mit uns selbst und allen Bereichen in einem möglichst ausgewogenen Verhältnis stehen, ist nachhaltige Gesundheit und Lebensfreude gewährleistet.

Im Anschluss an eine kurze Einführung zu jedem Bereich finden Sie eine Yoga-Übungssequenz, die besonders hilfreich ist, den jeweiligen Aspekt zu stärken. Mal im symbolischen Sinne, mal faktisch. Je häufiger Sie die verschiedenen Sequenzen machen, desto mehr unterstützen Sie Ihren Körper und Geist darin, einen Weg aus dem Burnout zu finden. Aber bitte: Setzten Sie sich hier nicht unter Leistungsdruck! Machen Sie die Übungen mit Freude, Zuversicht und ohne Ehrgeiz.

Im Anschluss an jede Sequenz stelle ich Ihnen Coachingfragen und Mentalübungen vor, die sich meiner Ansicht nach gut dazu eignen, um mit sich selbst in einen Dialog zu kommen und herauszufinden, wie Sie in jedem Bereich zu sich selbst und im Leben stehen. Mit diesen Übungen möchte ich Sie gerne zum Nachdenken anregen und dazu inspirieren, herauszufinden, was Sie wirklich möchten, brauchen und wollen. Die Fragen und Übungen dienen als ein liebevolles, ein sanftes Wachrütteln, um Ihr unbewusstes Verhalten besser zu verstehen. Es ist eine Einladung, unbewusste Muster aus der Kindheit hinter sich zu lassen, um somit einem erneuten Burnout keine Chance mehr zu geben.

Mentale Reisen auf CD

Auf der CD, die Sie im hinteren Buchdeckel finden, leite ich Sie mit Hilfe von vier mentalen Reisen dazu an, Kontakt mit Ihrem Unbewussten und tieferen Wesensschichten aufzunehmen. Die Übungen führen nicht nur zu einer Bereicherung Ihres gesamten Wesens, sondern auch zu einem bewussteren und somit besseren Verständnis Ihrer eigenen, wahren Bedürfnisse.

Auch die geführten Meditationen beziehen sich auf die verschiedenen Lebensbereiche, die im Praxisteil des Buches beschrieben werden. Sie können die mentalen Reisen vor oder nach den Übungssequenzen praktizieren oder sie in Ihren Alltag einbauen, so wie es für Sie am besten passt.

In der **Herzmeditation** (Track 1, 9 Min.) verbinden Sie Ihren Geist mit dem Herzen und haben dadurch die Möglichkeit, die heilsame

Schwingung der Liebe im ganzen Körper zu erfühlen, denn Liebe ist ein Bewusstseinszustand, ein Gefühlszustand. Und in Kontakt mit diesem können Sie sich mit neu geöffneten Augen der Zukunft hingeben – mit dem Gefühl der Liebe.

Auf der mentalen Reise zum Thema **Stress verringern und inneren Druck auflösen** (Track 2, 12 Min.) können Sie die körperlichen Empfindungen, die Sie im Umgang mit Stress belasten, auflösen. Dabei lernen Sie viel über sich selbst und Ihre inneren Muster: Welche Situation löst Stress aus und was zwingt mich, den äußeren Ansprüchen gerecht zu werden? Was hilft mir, mein Verhalten zu ändern? Diese Erkenntnise werden Ihnen auch helfen, in Ihrem beruflichen Umfeld mit Stress besser umzugehen.

In der Übung **Die innere Stimme wahrnehmen – die wahren Stärken erkennen** (Track 3, 9 Min.) begegnen Sie Ihrem Optimum und verbinden sich mit dem Gefühl dieser hochschwingenden Energie. Anziehungskraft schafft Wirklichkeit, Sie ziehen diese Energie somit schneller in Ihr Leben und entdecken so, was wirklich in Ihnen steckt – indem Sie Ihre innere Stimme wahrnehmen – und Ihre Stärken erkennen.

Die **Phantasiereise zum inneren Garten** (Track 4, 12 Min.) führt Sie an einen Ort voller Lebenskraft, Heilung und Erneuerung. Sie haben die Möglichkeit, nach einem anstrengenden Tag neue Energie und Gesundheit zu tanken und Ihr Unterbewusstsein kann sich alles so einrichten, wie es für Sie angenehm und entspannend ist. Sie schaffen sich einen Phantasieort, zu dem Sie jederzeit zurückkehren können, um sich auszuruhen und zu erholen.

Hinter all den Übungen steht das Wissen, dass Sie selbst Schöpfer Ihrer eigenen Welt sind. Einer Welt, die einmalig ist und Sie ausmacht. Daraus ergibt sich eine große Selbstverantwortung und eine ebenso große, schöpferische Kraft: In jeder der vier Übungen steckt eine wunderbare Möglichkeit, sich langfristig körperlich, seelisch, geistig und spirituell von dem Burnout zu erholen und Ihr Leben zu verändern, damit es schöner, liebenswerter und entspannter für Sie wird und für die Menschen, mit denen Sie Ihr Leben und Ihre Welt teilen.

Die zahlreichen körperlichen und geistigen Übungen hier in diesem Buch sind flankierend zu einer Therapie oder nach einem Klinikaufenthalt gedacht, als weitere Wegweiser aus dem Burnout heraus – oder besser noch: zur Burnout-Prävention. Damit gebe ich Ihnen eine Richtung vor – den Weg aber müssen Sie selbst gehen. Tun Sie dies bitte mit Freude und ohne Leistungsdruck! Aber bitte so häufig wie möglich! Besser noch täglich! Die Mühe lohnt sich!

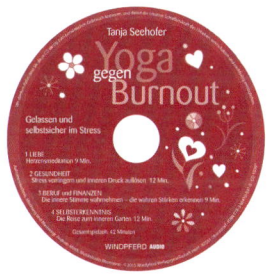

Wissenswertes

Burnout: Ursachen und Verlauf

Burnout ist keine „Gentlemandiagnose" mehr, sondern eine klinische Erkrankung. Betroffene wissen, wie schrecklich es ist, wenn man sich überfordert, getrieben und blockiert zugleich fühlt, Ängste hat, keine Energie mehr fließen spürt und keine Freude mehr an dem hat, was einen früher erfüllte. Sie wissen, wie lähmend es ist, wenn man den eigenen Körper nicht mehr spürt, den Kontakt zu sich verloren hat – und ausbrennt.

Eine allgemein akzeptierte Definition für Burnout gibt es laut Forschung immer noch nicht. Demnach ist ein Burnout beinahe alles oder nichts – zumindest wenn Laien darüber sprechen. Mich persönlich spricht die Definition der Burnout-Spezialistin Dr. med. Mirriam Prieß am meisten an. Nämlich dass Burnout ein gesunder Selbstregulationsversuch von Menschen ist, die den Dialog zu sich selbst und zu ihrer Umwelt – sprich den verschiedenen Lebensbereichen – verloren haben und ein Leben leben, das ihrem Wesen widerspricht. Es ist die Aufforderung zu leben, anstatt zu funktionieren. Eine Aufforderung „zur Authentizität und zu einem wesensgemäßen Leben".

Ursachen für einen Burnout

Erschreckend ist, dass die Zahl der Betroffenen ständig wächst. Laut dem Bundesministerium für Arbeit stieg in den letzten Jahren die Anzahl der Krankschreibungen aufgrund psychischer Erkrankungen massiv an. Dr. Matthias Burisch, Burnout-Spezialist, schreibt, dass es noch nicht vollkommen greifbar ist, was Burnout am Ende auslöst – aber allgemein gilt seiner Ansicht nach, dass ein Burnout an jedem Arbeitsplatz und in jeder Lebenssituation möglich ist.

Der Benediktinermönch Anselm Grün hat sich ebenfalls eingehend mit dieser Erkrankung beschäftigt. Er nennt verschiedene Ursachen. Die folgenden drei kommen meinem persönlichen Erleben und dem meiner Yogaschüler und Klienten am nächsten.

1. Lähmender Perfektionismus

Besonders gefährdet für einen Burnout sind jene Menschen, deren Säulen auf „Ich muss" und „Ich darf nicht" basieren, weil sie einem Idealbild eines Menschen entsprechen wollen. Sie möchten alles 100-prozentig machen und tun sich schwer, eine Fünf auch mal gerade sein zu lassen. Eine solche Haltung ist fatal. Denn: Es geht nicht mehr um die Sache selbst, sondern nur noch darum, möglichst gut, möglichst schnell, möglichst perfekt zu sein. Der Anspruch an sich selbst wird so groß, dass wir uns vollkommen für den natürlichen Fluss des Lebens blockieren. Häufig hat ein Hang zum Perfektionismus seine Wurzeln in der Kindheit: Wir mussten alles geben, um von den Eltern, Lehrern oder wichtigen Bezugspersonen gesehen oder geliebt zu werden.

Wie oft am Tag denken Sie sich: „Ich muss"? Ich muss die Mail noch vor der Mittagspause fertig machen. Ich muss die Schwiegereltern endlich mal wieder einladen. Ich muss abnehmen. Ich muss Yoga machen. Ich muss mich beeilen. Ich muss entspannen. Ich muss besonders attraktiv sein. Vielleicht sagen Sie aber auch: „Ich darf das ganze Wochenende doch nicht im Bett liegen blieben." Oder „Ich kann doch nicht jeden Abend zuhause bleiben!"

Die meisten Menschen fordern zu viel von sich. Spirituelle Lehrer aus Asien sind immer wieder erstaunt darüber, mit welchem Leistungsdruck und welchem Perfektionismus ihre westlichen Schüler sich selbst begegnen. Eine solche innere Haltung brennt aus. Haben wir nicht schon genug damit zu tun, den äußeren Ansprüchen gerecht zu werden, die tagtäglich auf uns einprasseln? Wir sollen alles sofort erledigen, überall und jederzeit erreichbar sein und die Arbeit für drei Leute machen. Aber wir selbst sind es, die uns das Leben am schwersten machen. Nehmen wir uns hingegen täglich nur ein bisschen Zeit für uns, sind wir selbst es, die uns reich beschenken: mit innerer Zufriedenheit – auch wenn wir mal nicht ganz so perfekt sind.

2. Energieraubende Fassaden

Jeder Mensch möchte geliebt werden. Keiner möchte hören: Du bist rücksichtslos! Du bist selbstsüchtig! Wer möchte schon als Egoist bezeichnet werden. Wir wissen, dass wir andere Menschen brauchen, und wir nicht ohne andere leben können. Wir haben gelesen oder erfahren, dass alles miteinander verbunden ist und wir einander brauchen. Und so geben wir uns große Mühe, gute Menschen, liebenswerte Kollegen, rücksichtsvolle Kinder, empathische Freundinnen zu sein – und gut zu Gott und der Welt zu sein. Oftmals vergessen wir dabei aber, dass wir auch nur Menschen sind und keine Kraft mehr haben, müde sind und selbst eine Auszeit brauchen, um uns zu erholen. Haben wir hingegen Angst, einmal „Nein" zu sagen, oder uns auch mit unseren negativen Gefühlen, Ecken und Kanten zu zeigen – und uns stattdessen hinter einer Immer-freundlich-und-zuverlässig-Fassade verstecken, raubt uns dies sehr viel Energie.

Wir vermitteln ein falsches Bild von uns, weil wir glauben, nicht liebenswert zu sein, so wie wir tatsächlich sind. Eine solche Fassade aufrechtzuerhalten kostet aber unendlich viel Energie. Sind wir hingegen authentisch und trauen uns, auch mal „Nein!" oder „Stopp!" zu sagen, werden wir dafür von den meisten Menschen sogar geschätzt – oder dafür noch mehr geliebt, weil dies ein Zeichen von innerer Klarheit ist. Ganz davon abgesehen können wir mit Ablehnung oder Kritik viel besser umgehen, wenn auch wir unsere Grenzen kennen und zeigen. Wir haben nichts zu verlieren. Wir sind in unserer Einzigartigkeit verwurzelt und leben aus ihr heraus.

3. Krankmachende Ignoranz

Gefühle wie Müdigkeit oder Hunger sind ganz natürliche Impulse unseres Körpers, um sich zu erholen, neue Kräfte zu tanken und zur Ruhe zu kommen. Überhören wir das Bedürfnis, eine Pause zu machen, in Ruhe zu essen, zu schlafen oder sich zu erholen, müssen wir mit Krankheiten dafür zahlen. Selbst der vitalste Körper braucht früher oder später eine Ruhepause. Die Erholungsphase, die sich der Körper über einen Burnout holt, dauert viel länger, als wenn wir organisch mit dem gehen, was wir brauchen. Dabei sollten wir unserem Körper dankbar dafür sein, dass er uns unentwegt Signale sendet und uns sagt, was wir hier und jetzt gerade brauchen.

Wie oft gehen Sie über die vielen Signale hinweg, die Ihr Körper Ihnen schickt. Wie oft sagen Sie sich: Ich müsste dringend zur Toilette, schreibe aber noch „mal eben" drei Mails. Ich „muss" noch mal kurz die Kinder ins Bett bringen, die Steuererklärung fertigmachen, bevor wir uns ein stärkendes Brot schmieren, obwohl der Magen bereits seit Stunden knurrt und sich darüber ärgert, dass er permanent überhört wird. Sind wir nicht mit unseren Körper in Kontakt und ignorieren wir seine Bedürfnisse und Grenzen, brennen wir aus.

Unser Körper ist ein wichtiges Sprachrohr. Durch Yoga lernen wir, seine ganz eigene Stimme zu hören. Durch Yoga können wir über den Körper zu einer neuen Art von Gesundheit und Freiheit gelangen, von der wir vielleicht nicht einmal wussten, dass es sie gibt.

Übrigens: Burnout kann jeden treffen, der nicht auf seine Gesundheit achtet – nicht auf seine physische, aber vor allen Dingen nicht auf seine psychische Gesundheit.

Der Verlauf eines Burnouts

Ein Burnout ist ein schleichender und langwieriger Prozess. Viele Ärzte und Autoren erleben immer wieder die gleichen Symptome bei ihren Patienten. Dr. med. Mirriam Prieß, die lange zum Thema Burnout geforscht hat, gliedert den Verlauf eines Burnouts in vier Phasen.

Das Vier-Phasen-Modell

1. Phase: Alarmphase

Wer sich auf dem Weg in den Burnout befindet, nimmt sein Gegenüber mehr und mehr als existenziell bedrohlich wahr. Der Kollege, der uns früher sympathisch war, wird plötzlich zum Gegner, zum Feind. *Körperlich* geht uns eine Situation ans Herz: Der Herzschlag wird unregelmäßig, das Herz beginnt zu rasen, der Puls wird flach und schnell. Zittern, Harn- und Stuhldrang und feuchte Hände nehmen zu und fordern uns zum Innehalten auf. *Gedanklich* sucht man fieberhaft nach Lösungen, um die Situation zu verändern. Situationen, die wir früher im positiven Sinne als Herausforderung erlebt haben, fangen an, uns Angst zu machen und sich gefühlsmäßig durch innere Unruhe, Anspannung,

Nervosität und Unwohlsein bemerkbar zu machen. In dieser Phase wird laut Prieß häufig der Grundstein für eine spätere Panikstörung gelegt.

2. Phase: Widerstandsphase

Hier entscheidet sich, ob wir einen Burnout bekommen. Eine Situation ist nicht mehr zum Aushalten. Gleichzeitig finden wir keinen Weg aus dem Dilemma heraus. Wenn wir uns gegen einen überkritischen Partner, einen mobbenden Arbeitskollegen oder übersteigerte Anforderungen am Arbeitsplatz wehren müssen, sind wir in dieser Phase primär mit Gegenhalten beschäftigt. Das kostet allerdings extrem viel Kraft und später alle Reserven.

Körperlich machen sich hier Magenschmerzen, Kopfschmerzen, Übelkeit, Ohrenschmerzen, Enge in der Brust, Verspannung, allergische Reaktionen etc. bemerkbar. *Gedanklich* sind wir primär mit Verteidigung beschäftigt: „Mit mir nicht!" oder „Das lass ich mir nicht bieten." Zuerst kreist man um die Situation, aber irgendwann richten sich die Gedanken zunehmend auf die körperlichen Symptome, weil die Situation so ausweglos erscheint, dass wir uns damit nicht mehr auseinandersetzen wollen und uns mit dem körperlichen Symptom ablenken. Wir haben das *Gefühl,* dass es keine Möglichkeit zur Auflösung gibt. Diese Phase ist eine Zerreißprobe, weil wir weder in der Lage sind, die stressmachende Situation zu bewältigen, noch sie zu verlassen.

An diesem Punkt kann es passieren, dass man sich die Situation schönredet – um sich vom eigentlichen Gefühl abzuspalten. Stand in der Alarmphase die Angst im Vordergrund, dominiert jetzt der Ärger: Angst wandelt sich in Wut und Aggression. Wir fühlen uns wie ein Tiger im Käfig oder ein Hamster im Laufrad. Je bewusster das Gefühl der Hilflosigkeit erlebt wird, desto mehr verdrängt man die Situation. Waren wir anfangs noch mit Gegenwehr beschäftigt, entsteht hier langsam das Gefühl von Vergeblichkeit. Wer jetzt nicht aufpasst, läuft Gefahr, seine Frustration mit erhöhtem Tabak- oder Alkoholkonsum, Tabletten, übermäßigem Sport, Affären, übermäßigem Yoga etc. zu kompensieren.

3. Phase: Erschöpfungsphase – Beginn des Burnouts

In dieser Phase empfinden wir die Belastung als sehr hoch, unausweichlich oder als dauerhaft. Denn: Kein Widerstand lässt sich konstant aufrechterhalten. Er ergibt sich früher oder später der Dominanz des Gegenübers oder der eigenen Erschöpfung. Wir können den Druck auch nicht mehr durch Pausen, Erholungsphasen oder durch Bewältigung ausgleichen oder mildern. So sehr wir uns auch bemühen: Es gelingt uns weder, eine Korrektur in der Außenwelt herzustellen, noch einen Ausgleich in der Innenwelt zu erreichen.

Körperlich haben wir mit Migräne, konstanten Kopfschmerzen, hohem Blutdruck, Magenschmerzen und chronischen Verspannungen, Kraftlosigkeit, ständiger Erschöpfung und erhöhter Infektionsanfälligkeit zu kämpfen. Obwohl wir müde sind, leiden wir unter Ein- und Durchschlafschwierigkeiten sowie Schlaflosigkeit. Das, was uns früher leicht von der Hand ging, schaffen wir jetzt nur noch mit viel Mühe.

Gedanklich sind wir primär mit den körperlichen und psychischen Symptomen beschäftigt und grübeln darüber, ohne den Zusammenhang mit der Stresssituation zu sehen. Diese ist aber nach wie vor noch genauso massiv. Haben wir die aussichtslose Situation in der Widerstandsphase ignoriert, betreiben wir die Ignoranz in dieser Phase weiter und blenden Konflikte weiterhin aus.

In dieser Zeit fühlt sich unser Kopf primär leer an. Wir vergessen schneller und können uns schlechter konzentrieren. Gleichzeitig grübeln wir permanent oder sind verzweifelt, weil wir den roten Faden gedanklich nicht mehr halten können. Arbeiten, die früher schnell erledigt waren, dauern doppelt so lange, weil wir uns nicht lange auf eine Sache konzentrieren können. Unser Selbstvertrauen geht verloren, weil wir das Gefühl haben, uns nicht mehr auf uns selbst verlassen zu können.

Gefühlsmäßig reagieren wir in dieser Phase ganz unterschiedlich: Die einen werden von ihren Emotionen überflutet. Andere nehmen gar keine Gefühle mehr wahr. Dadurch erleben wir uns verzweifelt, hilflos oder traurig. Ängste, die wir in der Widerstandsphase unterdrückt haben, kehren jetzt zurück und manifestieren sich in einer ängstlichen oder pessimistischen Grundstimmung, die uns mutlos oder gereizt macht. Die Selbstzweifel steigen. Panikattacken können uns den Boden unter den Füßen wegziehen, gepaart mit dem Gefühl, dass wir uns auflösen, verrückt oder ohnmächtig werden oder einen Herzinfarkt bekommen. Diese Empfindungen können manchmal in Todesangst gipfeln. Häufig werden diese Symptome dann als klassische Anzeichen eines Herzinfarktes fehlgedeutet, was dazu führen kann, dass wir vergeblich immer wieder zum Arzt gehen.

In dieser Phase beginnen wir, uns immer mehr zurückzuziehen: Termine werden abgesagt, menschliche Kontakte primär als belastend empfunden und der Gebrauch von Suchtmitteln nimmt zu. Aus einem Glas Wein am Abend wird hier schnell eine ganze Flasche. Zu den Schlafmitteln nehmen wir auch noch Aufputschmittel.

Diese Phase ist begrenzt und hängt ganz individuell von unseren Kraftreserven ab. Der vollkommene innere Rückzug beginnt – und damit auch die letzte Phase.

4. Phase: Der Rückzug

Hier ist der Burnout bereits vollkommen ausgeprägt. Ein Rückzug scheint uns die einzige Möglichkeit zu sein, mit dem Leben klarzukommen. *Körperlich* nehmen Kraftlosigkeit, Erschöpfung und Antriebslosigkeit weiter zu und die körperlichen Symptome sind mittlerweile chronisch geworden. *Gedanklich* kreisen wir nur noch um uns selbst und um die eigene Erschöpfung. Wir kämpfen gegen *Gefühle* starker Selbstablehnung und Selbsthass. Diese Gefühle wurzeln darin, dass wir ursprüngliche Angst oder Wut auf das Gegenüber wie den Arbeitgeber oder den Partner aus Angst oder Ohnmacht meistens nicht geäußert haben, sondern sie in uns hineingefressen haben. Während wir in der Widerstandsphase noch mit Widerstand reagiert haben, wird er in dieser Phase vollkommen unterdrückt. Die Wut nimmt aber nicht ab, sondern wir geraten innerlich nur noch mehr unter Druck: Von außen gibt es weiterhin Druck und von innen kommen nun auch noch die eigenen Aggressionen gegen uns selbst dazu. Da wir diesen Impuls aber nicht bewusst wahrnehmen, endet er meist in Selbstvernichtung.

An diesem Punkt passiert es häufig, dass die nach außen vorgegaukelte heile Fassade nun durch unbewusste destruktive Aktionen eingerissen wird, die das Ergebnis haben, dass wir uns selbst den Boden unter den Füßen wegziehen. Entweder verstecken wir zum Beispiel die eigene Sucht nicht mehr oder machen große Fehler, die zur Entlassung oder zum persönlichen Ruin oder Schaden des Unternehmens führen. Weitere Merkmale sind ein Gefühl der Starre, der Gefühllosigkeit und ein Gefühl der wachsenden Isolation der Umwelt gegenüber. Dieses Gefühl geht Hand in Hand mit Gefühlen von Hoffnungs- und Sinnlosigkeit dem Leben gegenüber. Symptomatisch ist eine massive Antriebslosigkeit, in der bereits die Bewältigung des Alltags laut Dr. Prieß fast unmöglich erscheint.

Übrigens: Burnout ist längst keine Krankheit mehr, die nur Erwachsene betrifft. Nach einer Studie der Weltgesundheitsorganisation WHO wird die Depression im Jahre 2020 die zweithäufigste Krankheit weltweit sein und die häufigste in den sogenannten Entwicklungsländern. Doch trotz ihrer weiten Verbreitung gehört sie immer noch zu den am meisten unterschätzten Erkrankungen. Besonders besorgniserregend an der Statistik ist, dass die Patienten immer jünger werden.

Der innere Dialog

Wer die vier Phasen des Burnouts durchlitten hat, weiß wie es sich anfühlt, wenn man den Kontakt zu sich selbst verliert. Dann sind wir mit uns selbst und den inneren Anteilen, die uns in ihrer Verschiedenartigkeit ausmachen, nicht im Dialog – und sowohl der innere Konflikt als auch der Konflikt mit unserer Umwelt ist vorprogrammiert. Ein solcher Kontaktverlust passiert zum Beispiel, wenn wir eine Arbeit nur machen, weil unsere Eltern das von uns erwartet haben, oder wir eine Beziehung führen, in der die Vorstellungen vom Leben ganz unterschiedlich sind. Der innere Konflikt entsteht auch, wenn unsere eigenen Bedürfnisse an der äußeren Realität scheitern: Wir möchten uns beruflich verwirklichen, können davon aber nicht leben. Gleichzeitig aber wollen wir diesen Traum nicht loslassen und arbeiten uns daran ab! Wir haben die Trennung von einem Partner hinter uns und zerbrechen daran.

Auswege aus dem Burnout

Der wesentliche Faktor, der bestimmt, ob wir wieder gesund werden – oder bleiben, ist der Glaube an uns selbst, an unsere eigenen Bedürfnisse und Wünsche. Er ist der Schlüssel, der uns eine neue Sichtweise auf uns selbst schenkt und uns einen Weg in ein erfülltes Leben weist. Wie aber finden wir einen gangbaren Weg raus aus der Fremdbestimmung hinein in ein selbstbestimmtes glückliches Leben? Hierzu wurde in den letzten Jahren viel geforscht. In Burnout-Kliniken gibt es mittlerweile verschiedene Konzepte, die Betroffene darin unterstützen, einen gangbaren Weg aus dem Burnout zu finden.

Einen wichtigen Baustein dieser Programme bildet die Praxis von Yoga, Achtsamkeitsübungen und Mentaltraining. Sie unterstützen Betroffene maßgeblich dabei, die eigenen Bedürfnisse und den eigenen Wesenskern kennen- und lieben zu lernen. Denn laut dem Burnout-Spezialisten Dr. Hanisch tragen äußere Umstände nur einen geringen Teil dazu bei, ob wir wirklich zufrieden sind. Zu rund 80 Prozent sind wir selbst für unser Glück verantwortlich.

Das Lebensrad

Aus einem Burnout herauszufinden dauert seine Zeit. Niemandem gelingt es, von jetzt auf gleich ein gut ausbalanciertes Leben zu führen. Denn umfassende Veränderungen lassen sich nicht von heute auf morgen realisieren. Es bedarf immer einer Entwicklung: Ein Schritt sollte dabei ganz organisch auf den nächsten folgen. Nichts passiert von alleine. Nur wir selbst können uns auf diesem Weg voranbringen. Einfach ist das nicht. Aber es ist machbar!

Überprüfen Sie immer wieder Ihre Einstellungen zu Liebe, Gesundheit, Arbeit, Finanzen und zu sich selbst. Diese Möglichkeiten finden Sie hier im Buch durch die einzelnen Übungssequenzen, die diesen Bereichen zugeordnet sind. Vielleicht haben Sie Vorstellungen darüber von Ihren Eltern, Freunden und Lehrern – oder den Medien übernommen. Eine regelmäßige Überprüfung dieser Werte und Vorstellungen braucht es, wenn wir unser Leben nach einem Burnout neu ausrichten wollen: ein Leben, das Ihnen selbst entspricht.

Es kommt einer inneren Befreiung gleich, wenn wir unser Leben einmal genau unter die Lupe nehmen – und es gegebenenfalls hier und dort ändern. Vielleicht haben Sie lange Zeit Ihre ganze Energie in Dinge und Menschen investiert, die gar nichts mit Ihnen zu tun haben. Vielleicht haben Sie auf der Suche nach Anerkennung, Macht, Liebe und Reichtum im Außen den Dialog mit sich selbst und Ihren eigenen Bedürfnissen verloren – und dabei Ihre Lebensfreude verlernt. Vielleicht haben Sie alles auf eine Karte gesetzt: den Beruf oder die Partnerschaft, dabei aber vollkommen aus dem Blick verloren, dass auch Freunde das Leben lebenswert machen und eine gute Gesundheit die Basis für Ihr Leben darstellt. Im Burnout angekommen, werden wir eine Leere verspüren und sind aufgefordert, den Blick zu weiten und uns um die wesentlichen Bereiche zu kümmern, die es braucht, damit wir nicht ein zweites Mal ausbrennen: Liebe, Beruf, Gesundheit, Finanzen, Selbsterkenntnis machen unser Leben aus. Sie bilden unser Lebensrad.

Übrigens: Im Buddhismus geht man davon aus, dass wir im Laufe eines Tages oder auch eines Lebens alle fünf respektive sechs Hauptrollen annehmen. Es ist wie bei einem Casting, nur dass wir selbst es sind, die sich für die jeweilige Rolle entscheiden, je nach Lebenssituation – manchmal im täglichen, manchmal im minütlichen Wechsel. Das Drehbuch schreibt das Leben selbst, wir können der

Story nicht einfach entfliehen. Die einzelnen Staffeln der Serie wiederholen sich so lange, bis wir durch achtsame Bewusstheit reif für das „remedy" sind. Im Lebensrad wird das Heilmittel in jedem der sechs Bereiche durch einen Buddha dargestellt, der eine spezielle Weisheit offeriert.

Das Lebensrad hängt als Thangka (Rollbild) am Eingang nahezu jedes buddhistischen Tempels oder Klosters, um immer wieder daran zu erinnern, wie man sich von allem Leidvollen befreien kann.

Das Gehirn verändern

Um aus dem Burnout auszusteigen, ist es wichtig, in den verschiedenen Bereichen des Lebensrads Selbstverantwortung zu übernehmen, die innere Haltung, aber auch den eigenen Alltag im Rahmen des Möglichen zu verändern. Es geht darum, viele Momente im Alltag dazu zu nutzen, alte Gewohnheiten zu verändern, um neue Ressourcen durch die verschiedenen Bereiche zu entwickeln. Hierfür können die neuesten Erkenntnisse aus der Neurowissenschaft uns sehr unterstützen: Wir selbst können ganz aktiv an dieser Veränderung mitwirken und hierfür bewusst unseren Geist nutzen. Der amerikanische Neuropsychologe Rick Hanson, der viel hierzu geforscht hat, sagt immer wieder: „Durch ihn [unseren Geist] können wir ganz gezielt Einfluss auf unser Gehirn nehmen und dadurch sowohl unser Gehirn als auch unseren Geist zum Besseren hin verändern." Seiner Ansicht nach besteht der wichtigste Schritt vor allen Dingen darin, unsere tief verwurzelte Tendenz, uns auf Negatives auszurichten, zu überwinden.

Dies ist allerdings gar nicht so leicht, weil sich dieser Hang, den Blick auf das Negative zu richten, über Millionen von Jahren in der Evolution entwickelt hat. Ursprünglich diente er dazu, uns vor Gefahren zu warnen. Heute führt er allerdings primär zu unnötigem Stress, überflüssigen Sorgen, Schmerzen und Leiden und zu zahlreichen Konflikten mit anderen Menschen. Wir alle besitzen ein Gehirn, das sehr konditioniert darauf ist, aus negativen Erfahrungen zu lernen. Aber umgekehrt fällt es ihm sehr schwer, gute Erfahrungen, die wir machen, auch wirklich zu verinnerlichen. Deshalb müssen wir unserem Gehirn dabei helfen!

Erwiesenermaßen ist dies langfristig der wirksamste Weg, um nachhaltiges Glück, Selbstvertrauen und innere Stärke zu entwickeln. Neue Forschungen aus der Neurowissenschaft haben erkannt, dass unser Gehirn die Fähigkeit besitzt, eine vorübergehende positive Erfahrung in eine bleibende Struktur im Gehirn zu verwandeln. Dadurch entstehen neue neuronale Verknüpfungen, die gerne mit dem Bau einer neuen Straße oder eines neuen Muskels verglichen werden. Je häufiger wir diese Straßen benutzen oder diesen Muskel trainieren, desto anhaltender wird das Gefühl des Optimismus, des Selbstvertrauens, des Glücks und der Liebe. Dabei sind drei wichtige Schritte zu beachten:

Schritt 1: **Suchen und machen Sie ganz bewusst eine positive Erfahrung in den fünf Bereichen.** Dafür müssen Sie einen mentalen positiven Zustand aktivieren. Häufig machen Sie sogar viele positive Erfahrungen, sind sich dessen aber nicht bewusst. Deshalb braucht es Ihre ganze Achtsamkeit: Sie müssen bewusst bemerken, dass Sie sich gerade gut dabei fühlen, wenn Sie Yoga machen, mit Freunden reden, einen frischen Salat essen.

Schritt 2: **Verankern Sie das Gefühl von Liebe, Freude oder Entspannung ganz bewusst in Ihrem Gehirn – und versuchen Sie, ganz bewusst zu spüren, wie sich diese Erfahrung in Ihrem Körper ausbreitet.** Je intensiver Sie

sie in allen Zellen Ihres Körpers wahrnehmen, desto besser ist es! Dabei öffnen Sie sich auch innerlich für neue und unerwartete Aspekte dieser Erfahrung. Dies ist eine Möglichkeit, dass Neuronen in Ihrem Gehirn zusammen aktiviert werden, sodass sie sich in der Folge miteinander verbinden können.

Schritt 3: **Erinnern Sie sich immer wieder an diese positive Erfahrung. Dadurch beeinflussen Sie die Region im Gehirn, die dafür zuständig ist. Dadurch wird diese auch besonders empfänglich für das Gute.** Beabsichtigen Sie auch bitte ganz bewusst, diese positive Erfahrung mit jeder Faser Ihres Körpers in sich aufzunehmen und sie sich dadurch sozusagen einzuprägen. Das haben Sie unbewusst im Verlaufe Ihres Lebens immer wieder gemacht: zum Beispiel mit einer positiven Erinnerung an einen schönen Urlaub, durch das Betrachten von Urlaubsfotos oder indem Sie mit anderen Menschen, die mit dabei waren, darüber geredet haben.

Übrigens: Wir können eine alte Gewohnheit nur dann ablegen, wenn wir sie durch eine neue, bessere und gesündere ersetzen. Und das ist nur dann möglich, wenn wir diese drei Schritte auch wirklich durchführen. Denn: Jede Veränderung beginnt zuerst im Kopf. Doch zudem benötigt es auch Impulse zur Verstärkung von außen. Bleiben diese aus, fällt man automatisch wieder in diesen alten Trott zurück. Erwiesenermaßen dauert es 21 Tage, bis wir ein altes Muster durch ein neues ersetzt haben.

Yoga und Burnout

Yoga ist die ideale Unterstützung, um aus dem Burnout herauszufinden. Besonders in solchen Zeiten, in denen selbstzerstörerische Gedanken sich im Kreis drehen, uns Energie rauben und uns ausbrennen. Denn Yoga ist darauf angelegt, uns zur Ruhe zu bringen. Er lehrt uns, liebevoll mit unseren Gedanken, Gefühlen und Körperempfindungen umzugehen. Und er hilft uns, Belastendes loszulassen, auf unsere Bedürfnisse zu achten, die inneren Stimmen wahrzunehmen, um dann mit ihnen konstruktiv in Dialog zu treten. Nur so finden wir zu uns selbst – und in Folge unseren Platz in der Welt.

Durch Yoga können wir zu einer neuen Form der inneren Freiheit finden, von der wir bis jetzt vielleicht nicht einmal wussten, dass es sie gibt. Gleichzeitig ist Yoga aber auch so vielschichtig, dass ich an dieser Stelle gerne eine persönliche Definition geben möchte:

Yoga bedeutet für mich:

- den Geist ruhig werden zu lassen, um das eigene Selbstverständnis zu vertiefen;
- Selbstbewusstsein zu entwickeln, d. h. sich seiner selbst, der eigenen Gefühle, Emotionen, Körperempfindungen, Bedürfnisse und Grenzen bewusst zu werden;
- Körper, Geist und Herz zu verbinden;
- in den Fluss des Lebens zu vertrauen;
- den eigenen Wesenskern zu erkennen und aus ihm heraus zu leben;
- Selbstliebe zu entwickeln;

- Klarheit zu erlangen und Selbstfürsorge zu betreiben;
- Selbstverantwortung für alle Gedanken und Gefühle, das was wir tun und das was wir unterlassen, zu übernehmen.

Für mich ist es egal, ob wir dick, dünn oder behindert sind: Jeder kann Yoga praktizieren. Jeder darf Yoga praktizieren. Jeder sollte Yoga praktizieren. Dann wäre diese Welt bestimmt ein friedlicherer Ort.

Yoga citta vritti nirodhah (Yogasutra 1,2): „Yoga bedeutet das Zur-Ruhe-kommen-des-Geistes." Diese Aussage stammt aus einem Grundlagenwerk, dem Yogasutra des Patanjali, und bringt zum Ausdruck, worum es sowohl beim Yoga als auch beim Weg aus dem Burnout geht: Nur wenn unser Geist zur Ruhe kommt, werden wir uns unserer eigenen Bedürfnisse bewusst, können Grenzen setzen, unsere Wünsche leben – und auf ganzer Linie ins Leben hinein entspannen.

Das Yogasutra entstand vor 2000 Jahren und beschreibt Struktur und Funktion des menschlichen Geistes. In vier Kapiteln durchleuchtet es ihn aus allen möglichen Blickwinkeln. Es beschreibt präzise, was ihn aus der Ruhe bringt, und erklärt uns, wie wir ihn wieder in diese Stille zurückführen können. Die Übereinstimmungen zwischen diesem alten yogischen Grundlagentext und den neuesten Erkenntnissen über die Neuroplastizität sind für mich immer wieder aufs Neue verblüffend: Diese geistige Ruhe finden wir nur dann, wenn wir uns selbst erkennen – unsere Gedanken bewusst lenken und unser Leben bewusst leben.

Das Yogasutra zeigt verschiedene Hilfsmittel auf, die uns darin unterstützen können, dieses hohe Ziel zu erreichen: Asanas, Meditationen, der Rückzug der Sinne und die Selbstreflexion gehören dazu. Egal, wie wir üben, es geht dabei immer um die körperliche Wahrnehmung, geistige Selbsterforschung (Svadhyaya) und umfassende Selbsterkenntnis. Denn nichts ist von so entscheidender Bedeutung für unser selbstbestimmtes Leben wie Sie. Niemand als wir selbst kann uns besser sagen, was wir brauchen, um wirklich zufrieden zu sein. Niemand kann uns geben, was wir selbst uns nicht schenken können. Und niemand kann die Lücke füllen, die fehlende Selbstliebe und fehlende Selbstachtung in uns hinterlassen.

Deshalb ist die Selbsterforschung so wichtig. Nur dann, wenn wir die negativen Glaubenssätze über uns kennen und transformieren, Selbstzweifel sehen und überwinden, Fremdbestimmung hinter uns lassen, werden wir wieder gesund.

Der Yoga geht davon aus, dass alles, was dem Menschen hilft, mehr über sich selbst zu erfahren, ein wichtiges Werkzeug auf dem Weg zu uns selbst und in die Gesundheit ist. Jede Erfahrung durch die wir etwas über uns selbst lernen, jeder Mensch, jedes Buch, jede Asana, die uns eine Lektion in Ehrlichkeit uns selbst gegenüber geben können, bringen uns zu uns selbst. Schriften wie das Yogasutra des Patanjali, jede Coachingfrage und jede Meditation, die die Selbsterforschung unterstützt, können uns dabei helfen, mehr Licht in unser Unbewusstes zu bringen. Wir brauchen Bezugspunkte, Wegmarker, unbequeme Fragen von Menschen, die den Weg vor uns gegangen sind und wissen, worauf wir achten müssen, um uns unserer eigenen Wünsche bewusst zu werden. Solche Fragen stelle ich Ihnen in diesem Buch gerne! Viele davon sind beseelt vom Geist des Yoga und haben das Ziel, Sie darin zu unterstützen, Ihr Leben wieder leichter werden zu lassen.

Der Yoga möchte uns zeigen, wie wir vom Spielball zum Spieler werden. Er hilft uns, unsere Gedanken und Gefühle wahrzunehmen, statt sich gegen sie zu wehren, uns abzulenken, zu grübeln oder gegen sie anzukämpfen. Der Yoga gibt uns die Stärke, uns selbst liebevoll zu betrachten und bei dem zu verweilen, was uns früher Angst gemacht hat. Er hilft uns zu erkennen, dass wir Dingen und

Menschen nicht mehr hilflos ausgeliefert sind, sondern wir das Zepter selbst in die Hand nehmen können. Er führt uns über unsere Bedürfnisse zu unserem innersten Kern, der Quelle unserer Kraft, unserer Inspiration und unseres Wesens.

Yoga, regelmäßig ausgeführt, verwandelt uns: Wir fangen an, uns in uns selbst geborgen zu fühlen, durch uns selbst zu entspannen. In dem wir durch die Übungsreihen Momente tiefer Entspannung erfahren und entdecken, dass unser Glück nicht von äußeren Dingen abhängt, desto mehr fühlen wir uns in uns selbst zu Hause. Und desto gelassener reagieren wir auf Ereignisse im Leben, die wir nicht beeinflussen können, und Menschen, die wir nicht zu ändern vermögen. Ängste, Sorgen und Probleme setzen uns nicht mehr so unmittelbar zu und der Körper kann sich schneller und besser wieder entspannen.

Bewusste Anspannung & Entspannung

Der Yoga legt großen Wert auf Entspannung und tut mit seinen zahlreichen Übungen sein Bestes, um uns in diesen Zustand zu führen. Damit gemeint ist im yogischen Sinne jener Gefühlszustand, der äußeren Einflüssen gegenüber tolerant und gelassen reagiert: mit entspannter Muskulatur und ruhigem Geist. Diesen Zustand zu erreichen, ist eine hohe Kunst. Positive innere Bilder können uns maßgeblich darin unterstützen, in diesen Zustand zu gelangen.

Übrigens: Neueste Studien belegen, dass es sich beim Burnout laut der Burnout-Spezialistin Frau Dr. med. Theresa Woerndl um einen „hochgradig gesundheitsschädlichen Prozess" handelt. In einem beratenden Gespräch zu diesem Buch meinte sie, dass „es unumgänglich ist, das Leben vollkommen zu verändern. Denn: Betroffene haben sich vollkommen von der Wahrnehmung für ihren eigenen Körper abgeschnitten. Der Stress, unter dem sie permanent stehen, ist so hoch, dass sie sich nicht mehr spüren und die Grenzen der eigenen Belastbarkeit überhaupt nicht mehr wahrnehmen und einschätzen." Deshalb gilt es, eingebettet in eine gesunde Tagesstruktur innezuhalten, wieder ein Gefühl für den eigenen Körper zu entwickeln und mit Geduld, Disziplin und Zeit den Weg der Heilung zu gehen.

Die Kraft der inneren Bilder

Innere, positive Bilder besitzen eine sehr starke heilende Kraft. Dies weiß man seit Jahrtausenden im Yoga und neuerdings auch in der Neuropsychologie: die Vorstellung von schönen Erinnerungen aus der Vergangenheit oder zukünftigen Plänen, d. h. mit positiven Bildern, werden bestimmte Geisteszustände hervorgerufen, die unsere emotionale, körperliche und seelische Verfassung positiv beeinflussen – und zu mehr innerer Gelassenheit und körperlicher Entspannung führen können.

Visualisierungsübungen aktivieren die rechte Gehirnhälfte und sprechen unsere kreative, emotionale, intuitive Seite an. Deshalb können bei solchen Übungen tiefe Gefühle hervorgerufen werden. Bleiben wir offen für das, was sich bei solchen Übungen zeigen will, können wir sogar sehr positiv überrascht werden – und tiefe Heilung kann passieren. Dies können wir lernen. Normalerweise zensieren wir unsere inneren Bilder oder tun sie als Hirnspinnerei ab, wenn sie nicht in unser gewohntes Weltbild passen. Visualisierungen stellen aber eine gute Möglichkeit dar, Verdrängtes oder Vergessenes an die Oberfläche zu bringen – und uns für unsere eigene Weisheit zu öffnen. Diese facettenreichen inneren Bilderwelten spiegeln die große Weisheit unseres Unbewussten wieder und machen das aus, was man als emotionale Intelligenz bezeichnet. Ein Mensch, der in der Lage ist, sich einfach für innere Bilder zu öffnen, ist ein Visionär, der seine inneren Erfahrungen so zu nutzen weiß, dass sein Leben reicher wird und er sich einer inneren Führung durch diese Bilder anvertrauen kann.

Kommen wir durch die verschiedenen Übungen, die hier im Buch vorgestellt werden, in einen tiefen Zustand der Entspannung, sind diese inneren Visionen kein Abbild einer gewollten Vorstellung, sondern drücken emotionale Vorgänge aus, die in unserem Unbewussten schlummern. Diese Bilder spiegeln symbolisch unser Gefühlsleben wieder. Im Yoga bezeichnet man sie als Samskaras, das sind sogenannte Symbole aus dem Unbewussten, die sich aus unserem Ego bilden. Samskaras können alles möglich beinhalten: Hemmungen, Ängste, Komplexe, unerfüllte Wünsche, schmerzliche Erinnerungen etc. Diese sogenannten Samskaras wirken sich so stark auf unseren Geist aus, dass sie unsere Wahrnehmung und unsere Gedanken bestimmen und uns dazu zwingen, in einer bestimmten Art und Weise zu denken und zu handeln. Oftmals geht es hierbei um tief liegende unbewusste Ursachen, traumatische Erfahrungen, mentale Störungen, körperliche Krankheiten und emotionale Anspannung. Neueste Forschungen in der Neurowissenschaft haben gezeigt, dass Visualisierungen uns hier helfen können, den Geist durch positive Imaginationen von solchen Samskaras zu befreien.

Ein solcher „Frühjahrsputz" ist auch für den Gesundungsprozess bei einem Burnout sehr wichtig bzw. unumgänglich. Denn nur dann, wenn wir tiefliegende alte Muster im Gehirn verändern, ist eine lang anhaltende Gesundung möglich. Ansonsten besteht die Gefahr, immer wieder in die gleichen Denk- und Verhaltensmuster zu verfallen. Und jeder, der schon einmal Neujahrsvorsätze gefasst hat, weiß, wie schnell es geht, dass wir wieder genau das tun, was wir mit der Silvesternacht hinter uns lassen wollten. Die Visualisierungen führen dazu, dass es zu einer Reinigung von alten, emotionalen Giften kommt, die uns normalerweise den Weg zum Glück und zu innerer Zufriedenheit versperren.

Die positiven Bilder hingegen bahnen uns im Gehirn – nicht nur sinnbildlich sondern auch neuronal – neue Wege zum Glück.

Der wohltuende Wert von Imaginationen für die Genesung von einem Burnout spiegelt sich in drei wichtigen Eigenschaften wieder. Sie können:

- zu physiologischen Veränderungen führen, d.h. sie können unsere Atmung, das Nervensystem und den Rhythmus der Gehirnwellen positiv beeinflussen;
- psychologische Einsichten schenken, d.h. sie können uns dabei helfen, sensibler zu werden für das Funktionieren von Stressauslösern, Entstehung des Burnouts sowie für psychosomatische Störungen und psychische Symptome. Wir können die Zusammenhänge zwischen unseren Lebensumständen, unserem Denken und Verhalten und unserer körperlichen Gesundheit besser herstellen und verstehen;
- Bewusstsein für die eigenen Emotionen vermitteln, d.h. wir können ein Verständnis für unsere eigenen Gefühle entwickeln und versuchen, ihnen adäquate Ausdrucksmöglichkeiten zu geben.

Lassen Sie sich auf das Experiment ein und machen Sie die Übungen aus diesem Buch. Sie werden sehen, spüren und erleben, wie Sie sich nach und nach immer wohler in sich fühlen.

Übrigens: Jüngste Forschungen haben gezeigt, dass Burnout-Patienten einen strukturierten Tagesablauf brauchen! Dazu gehört Bewegung, eine regelmäßige Yogapraxis, Meditation und Coaching. Erst eine solche Struktur gibt den Betroffenen Halt. Nur so ist ein langsamer Abbau des überhöhten Stresshormons

Cortisol möglich. Nach und nach wird sich Ihr System beruhigen und Sie können die wahren Freuden des Lebens wieder genießen.

Die Macht der Gefühle

Sowohl in alten yogischen Schriften als auch in neuesten Forschungen der Neuropsychologie spielen Gefühle eine zentrale Rolle. Der Yoga geht davon aus, dass wir erst mit unserem wirklichen Selbst in Kontakt kommen können, wenn wir unsere Gefühle kennen und sie auch annehmen. Dies ist nur möglich, wenn wir lernen, darauf zu achten, welche Gefühle sich gerade in unserem Inneren regen.

Niederdrückende Gefühle wie Gier, Hass oder Wut da sein zu lassen, fordert eine gewisse Stärke. Denn: Anstatt sie wertfrei wahrzunehmen, versuchen wir, sie zu unterdrücken – schließlich möchten wir doch „gute" Menschen sein. Verdrängen wir sie, bekommen sie sehr viel Kraft und beeinflussen unser Leben. Unerwünschte Gefühle verschwinden nicht, sondern bleiben unbewusst in uns aktiv und wirken sich auf Umwegen aus. Oftmals erscheinen sie dann im ersten Moment ganz anders, ja fast schon subtil und es ist schwer, das ursprüngliche Gefühl auszumachen. Wir reagieren wie aus dem Nichts heraus gereizt, haben schlechte Laune und fühlen uns unwohl. Wir sind unzufrieden mit uns selbst, unserer Arbeit, unseren Mitmenschen – und auch schnell mit dem Leben selbst. Wenn wir nicht aufpassen, brennen wir infolge unterdrückter Gefühle nach und nach aus.

Der Yoga möchte uns darin unterstützen, unsere Gefühle so anzunehmen, wie sie sind. Ein Gefühl ist niemals „richtig" oder „falsch". Es ist niemals „gut" oder „schlecht". Ein Gefühl ist einfach nur ein Gefühl. Unser Verstand ist es, der es bewertet und der versucht, Anteile von uns in uns zu unterdrücken, mit denen wir nicht klarkommen. Dadurch verstellen wir jedoch den Zugang zu unserer tatsächlichen Realität – und vermeiden, dass das Leben fließt. Kämpfen wir hingegen nicht gegen unsere Gefühle an und identifizieren wir uns nicht mit ihnen, vergehen sie auch gleich schon wieder. Jedes Gefühl ist nur eine sehr kurze Zeit aktiv – solange wir es nicht unterdrücken.

Je unverfälschter wir sind, desto gesünder sind wir. Dies soll natürlich nicht bedeuten, dass wir unsere Wut, unseren Ärger und andere Gefühle ungehemmt ausleben. Es reicht schon, wenn wir uns ihrer bewusst werden. Der Yoga war sich schon immer der umfassenden Wirkung der Gefühle bewusst und war bemüht, ihnen Raum in der persönlichen spirituellen Praxis einzuräumen. Auch in der Psychologie, der Neuropsychologie, der Burnout- und Resilienzforschung weiß man, wie wichtig die Bewusstwerdung der eigenen Gefühle ist. Forschungen bestätigen heute, dass wir durch klare und deutliche Gefühle mehr über uns selbst und unsere Bedürfnisse erfahren, als wenn wir die Welt nur über unseren Verstand erleben. „Ich denke, also bin ich" wird heute im Zuge neuester neurowissenschaftlicher Untersuchungen ersetzt durch die Aussage: „Ich fühle, also bin ich."

Der Yoga rät uns, die eigene Yogamatte zum Forschungsraum für unsere Körperempfindungen, Gedanken und Gefühle zu machen. Dort können wir Achtsamkeit und Selbsterkenntnis entfalten, wenn Ungeduld, Ärger oder Wut hochkommen. Hier können wir neues Denken und ein neues Verhalten ausprobieren. Und dann, wenn es uns gut tut, einüben und mit in den Alltag nehmen.

Übrigens: Ein Team um Patricia Anne Kinser von der Virginia Commonwealth University in Richmond (USA) untersuchte 27 Patientinnen mit klinischer Depression vor und nach einem achtwöchigen Yogaprogramm. Die Yogapraxis linderte die Symptome und half den Frauen insbesondere, ihre negative Selbstwahrnehmung zu reduzieren. Sie berichteten nun, mit ihren Gefühlen besser umgehen zu können.

Praxisteil –
Das Lebensrad in Gang setzen

„Ändere Deine Einstellungen und Du änderst Dich und Dein Leben" lautet ein Spruch, mit dem ich als Mentalcoach gerne arbeite. Oft erlebe ich bei meinen Kursteilnehmer, dass das Problem nicht in der mangelnden Bereitschaft liegt, das eigene Leben zu ändern, sondern in der Unkenntnis der eigenen Bedürfnisse. Häufig liegen diese tief verschüttet in unserem Unterbewusstsein und werden von Glaubenssätzen überdeckt, die seit Generationen unsere Familie beherrschen. Mit Bewusstheit und Ehrlichkeit können wir unsere fünf Lebensbereiche erforschen, unsere Verhaltensweisen neu betrachten, unsere Denkweisen und Überzeugungen neu beleuchten, unsere Glaubenssätze und unbewussten Blockaden sichtbar machen.

Wenn Sie sich Zeit für sich selbst nehmen, Ihre Gedanken sortieren, Gefühle erforschen und die richtigen Worte finden – erreichen Sie viel mehr, als wenn Sie durch das Leben hetzen und im Außen nach Anerkennung suchen. Nur so können Sie Ihr Herz wahrhaftig für sich selbst öffnen. Nur dann, wenn Sie sich selbst hinterfragen und merken, was sie wirklich ausmacht, werden Sie die Kraft der Veränderung aufbringen.

Bei den verschiedenen Übungen hier im Buch geht es darum, das Drehbuch Ihres Lebens bewusst umzuschreiben. Hierfür sind besonders die mentalen Übungen hilfreich: Wenn wir jetzt realisieren, dass uns etwas nicht mehr gefällt, dann brauchen wir uns nicht mehr als Opfer zu fühlen. Vielmehr sind wir in der Lage, das, was wir auf der Leinwand sehen, umzuschreiben. Schließlich sind wir die Regisseure und Hauptdarsteller unseres eigenen Lebens! Es ist nie zu spät, um eine entsprechende Korrektur vorzunehmen, die eine Version unseres Lebens zeigt, in der wir glücklich sind und selbstbestimmt leben. Wir können uns verwandeln in den Menschen, der wir gerne sein möchten. Wir können das Leben führen, das wir gerne leben möchten.

Wenn Sie durch die Übungen erst einmal die Erfahrung von Authentizität, persönlicher Kraft und Integrität gemacht haben, gibt es kein Zurück mehr. Ihr Wesenskern wird es nicht mehr zulassen. Das werden Sie daran merken, dass Sie aufhören, anderen die Macht über Sie einzuräumen und deren Urteil mehr zu vertrauen als sich selbst. Sie werden aufhören, sich selbst ständig zu beschränken – und werden sich von all jenen Glaubenssätzen verabschieden, die Sie hindern, ein erfülltes Leben zu führen.

Übrigens: Neuere Forschungen zeigen auf, dass Lebensfreude, Glücksmomente, Lachen die beste Medizin sind und uns vor einem Burnout schützen können.

Die Liebe – unsere Flamme

Der erste Bereich im Praxisteil ist der Liebe gewidmet. Sie ist der Schlüssel zu unserem eigenen Herzen – und zu dem der anderen. Nur durch sie inspiriert und von ihr beseelt wird unser Leben wirklich lebenswert. Die Liebe können wir nicht denken, sondern nur fühlen – und unmittelbar erfahren. Die Liebe ist ein hoch schwingender Bewusstseinszustand. Sie ist die stärkste Kraft im ganzen Universum. In ihrer Wahrhaftigkeit drückt sie sich in verschiedensten Formen aus. Ganz basal etwa in der Liebe von der Mutter zum Kind oder in der Liebesbeziehung. Die meisten erfahren sie also spätestens ab dem Moment, in dem sie zur Welt kommen. Gleichzeitig wohnt die Liebe in uns allen.

Über das Prinzip der Resonanz können wir sie jederzeit, überall und auch ganz unverhofft erfahren. Manchmal reicht ein einziger Blick, ein wunderschöner Sonnenuntergang, um sie in uns in Schwingung zu versetzen und dafür zu sorgen, dass wir uns bedingungslos und wertfrei eins fühlen mit dem, was ist und was wir sind. Öffnen wir unser Herz für diese Liebe, öffnen wir uns für das Göttliche in uns, in anderen Menschen und in der Welt. Sie macht uns stark, mutig und innerlich frei. Wenn sie uns beseelt, sind wir nicht mehr angewiesen auf Anerkennung von außen.

Wenn Sie mit der Liebe in sich in Kontakt kommen, erkennen Sie, dass es nicht das Vollkommene ist, was Sie ausmacht, sondern die vielen kleinen Eigenarten, die Sie einzigartig machen. Die folgende Übungssequenz unterstützt Sie darin, sich selbst – und infolgedessen – andere Menschen und das Leben mehr zu lieben.

Besonders nach einem Burnout ist es wichtig, sich wieder für die Liebe zu öffnen. Häufig steht einem dabei die Selbstanklage im Weg. Diese gilt es liebevoll aufzulösen und sich selbst mit Mitgefühl und Selbstliebe zu begegnen.

Auf dem Weg in den Burnout haben wir aber möglicherweise auch die Liebe für andere Menschen, unsere Arbeit und das Leben selbst verloren. Diese gilt es wieder zu erwecken. Die folgende Übungssequenz hilft Ihnen dabei.

Vermutlich wird es einige Zeit dauern, bis Sie Ihr Herz wieder für sich selbst und das Leben öffnen können. Aber denken Sie daran, wie wichtig es ist, sich wieder für die schönen Dinge des Lebens zu öffnen. Machen Sie diese Übungssequenz so häufig wie möglich. Sie hilft Ihnen dabei, wieder in Kontakt zu kommen, mit der Liebe. Nehmen Sie dieses Gefühl auch mit von der Matte in den Alltag. Verlieben Sie sich: in sich selbst! In Ihren Partner! In die Natur! Ins Leben! Sie werden sehen, wie schön es sein kann, wenn wir uns wieder für die Liebe öffnen.

*Tipp: Kombinieren Sie die Übungen in diesem Kapitel mit der **Herzensmeditation** auf der beiliegenden CD (Track 1, 9 Min.).*

Schmetterling mit überkreuzten Armen (Baddha Konasana)

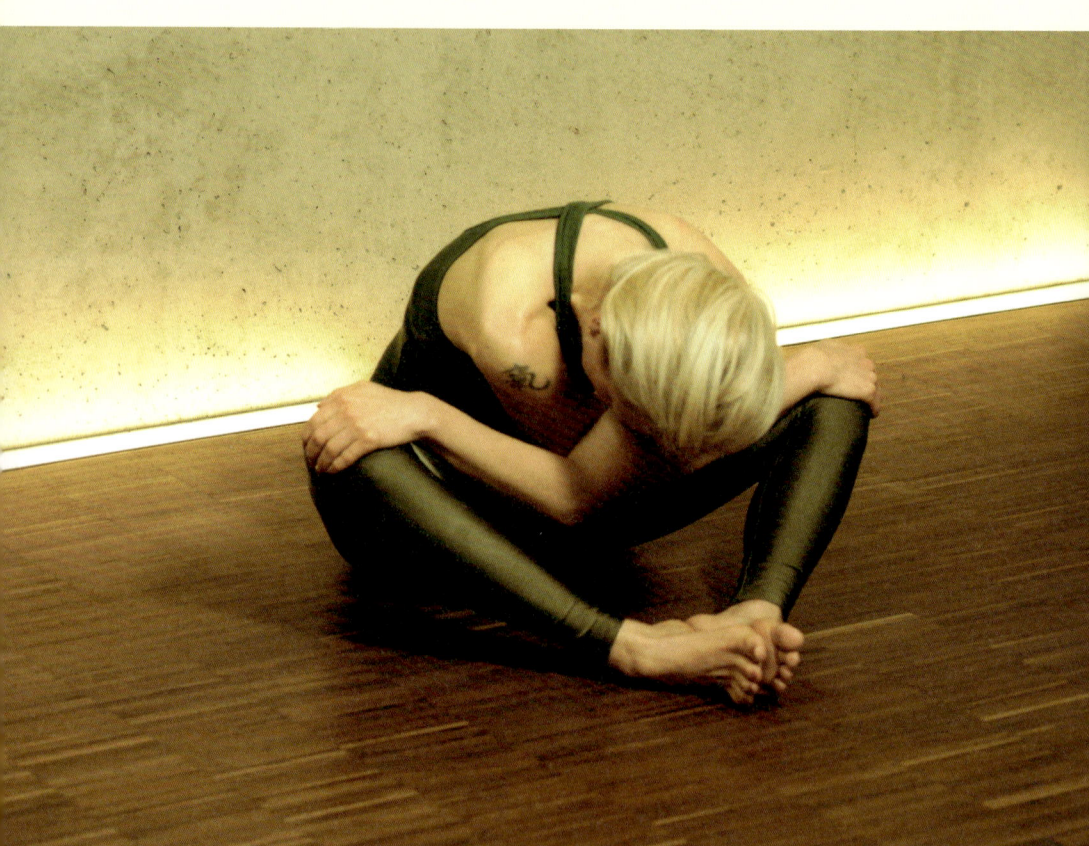

„Das Herz ist da, immer offen für dich,
wenn dir daran liegt, in es hineinzugehen."
RAMANA MAHARSHI

Anleitung

Sie sitzen auf dem Boden. Das Gewicht ist auf beiden Sitzhöckern gleichermaßen verteilt. Ziehen Sie die Pobacken mit den Händen noch einmal jeweils zur Seite oder nach hinten. Sie können sich auch auf eine zusammengerollte Decke oder ein Kissen setzen. Stellen Sie die Füße auf. Beugen Sie die Knie nach außen und bringen beide Fußsohlen zusammen, sodass sich eine Raute bildet. Die Füße sind nun etwa 30 cm vom Damm entfernt.

Überkreuzen Sie Ihre Oberarme und legen Sie die Hände auf den Knien ab (falls dies nicht möglich ist, können Sie auch die Oberschenkel oder Schienbeine greifen). Halten Sie die Knie gut, jedoch entspannt fest und verlagern Sie nun Ihr Gewicht auf die Vorderkante Ihrer Sitzhöcker.

Ziehen Sie sich mit der Einatmung nochmals in die Länge und beugen Sie sich mit der nächsten Ausatmung aus dem Becken so weit nach vorne, bis Sie eine Dehnung im unteren Rücken, in den Leisten und in den Geweben an der Außenseite der Hüfte spüren.

Entspannen Sie nun sanft in diese Beugung hinein. Achten Sie darauf, dass Ihr Gesäß gleichmäßig auf dem Boden oder der Unterlage bleibt, während Sie in dieser Haltung verweilen. Sie können den Kopf leicht Richtung Brustkorb ziehen, um den Bereich der Halswirbelsäule zu schonen. Schließen Sie die Augen und verweilen Sie hier für 1 bis 2 Minuten.

Ändern Sie danach nur die Position der Arme, indem Sie den Kopf wieder leicht heben und nun den unteren Arm lösen und über den oberen Arm kreuzen. Die Hände greifen wieder die Knie. Das Kinn zieht leicht zum Brustkorb und der Oberkörper rundet sich sanft nach vorne. Verweilen Sie auch hier für 1 bis 2 Minuten.

Während der Übung sollten die Augen geschlossen bleiben. Richten Sie Ihre Aufmerksamkeit nach innen.

Um die Stellung aufzulösen, lösen Sie die Hände von den Knien und stützen diese auf dem Boden neben den Knien ab. Kommen Sie einatmend, langsam nach oben in die aufrechte Position zurück.

Atmung

Atmen Sie bewusst tief ein und aus. Stellen Sie sich dabei vor, wie sich Ihr Herz mit der Einatmung weitet. Mit der Ausatmung kommt es in seine ursprüngliche Größe zurück. Der Atemrhythmus wird so während der Übung symbolisch zu Ihrem Herzrhythmus.

Wirkung

Die Übung öffnet die Hüften und
entlastet den unteren Rücken,
schützt bei Steifheit im Becken,
dehnt die Muskulatur an den Innenseiten der Oberschenkel,
dehnt die Schultern,
stimuliert das Herz, die Eierstöcke und die inneren Organe,
hilft bei Erschöpfung, leichten Depressionen und Schlafstörungen.

Bei Knieproblemen oder Hüftproblemen sollten Sie sich als Unterstützung ein Kissen unter den betreffenden Oberschenkel legen.

Bei Ischiasbeschwerden oder einem Bandscheibenvorfall ist es sinnvoller, aufrecht sitzen zu bleiben oder sich an einer Wand anzulehnen.

Affirmation
„Ich bin schützend von unendlicher Liebe und Weisheit umgeben."

Ausgleichsposition: **Balasana, die Stellung des Kindes**
Kommen Sie in den Fersensitz. Stützen Sie die Hände am Boden neben den Knien ab und lassen Sie dann den Oberkörper sanft mit der Ausatmung nach vorne auf die Oberschenkel sinken. Die Stirn berührt den Boden und die Arme liegen locker nach hinten neben den Beinen. Die Handflächen sind nach oben geöffnet. (Falls die Stirn nicht am Boden ankommt, machen Sie mit den Händen ein Kissen und legen Sie Ihre Stirn darauf ab.) Versuchen Sie, das Gesäß auf den Fersen abzulegen.

Bleiben Sie für 5 bis 10 Atemzüge in der Haltung.

Gestützte Schulterbrücke (Setu Bandha Sarvangasana)

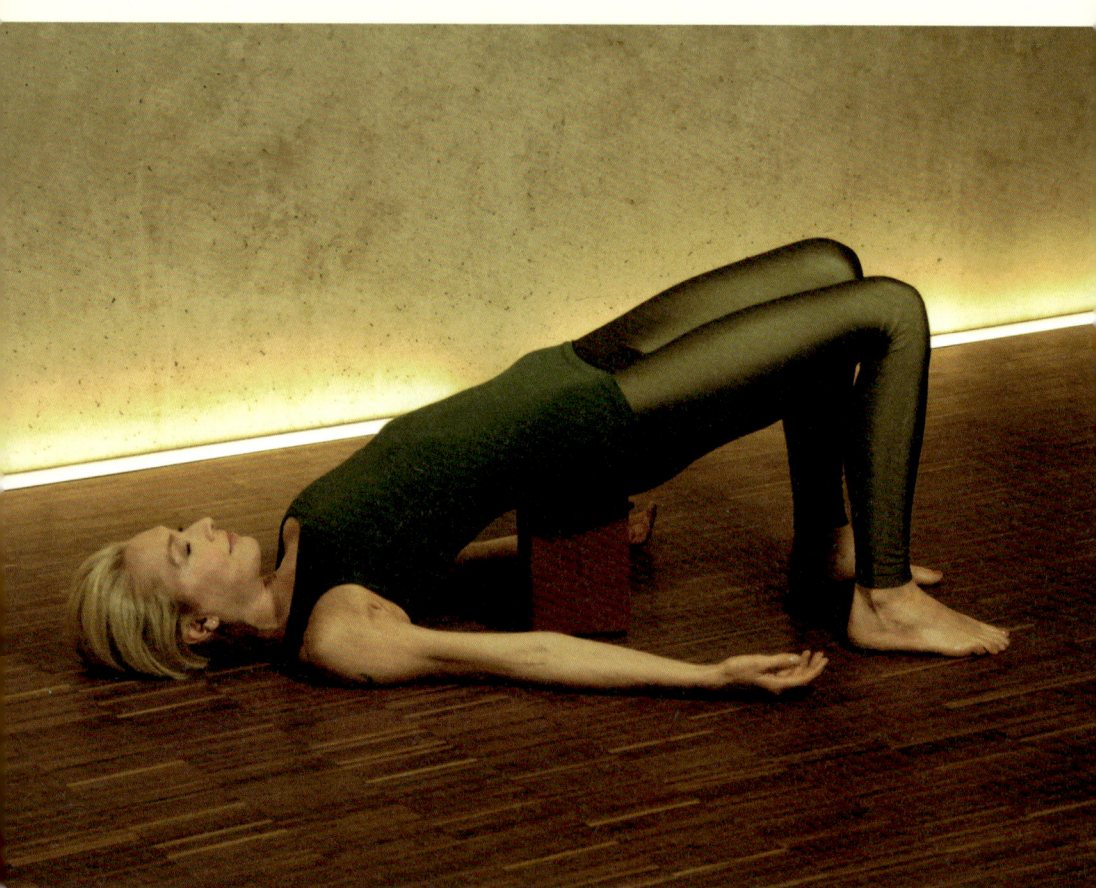

„Unter den Nichtigkeiten des Lebens gibt es nur ein Ding,
das strahlend schön ist und ohnegleichen. Es ist das Erwachen des
Geistes, es ist das Erwachen im Innersten des Herzens."

KAHLIL GIBRAN

Anleitung

Sie liegen entspannt in der Rückenlage auf dem Boden, die Füße sind nah am Gesäß aufgestellt, die Fußsohlen hüftbreit und parallel auseinander, die Knie befinden sich über den Fußknöcheln.

Pressen Sie nun zuerst mit der Ausatmung den unteren Rücken sanft in den Boden und lösen Sie mit der Einatmung wieder sanft, sodass der Rücken in seine natürliche S-Kurve zurückfällt. Wiederholen Sie diesen Vorgang 3-mal.

Verwurzeln Sie nun die Füße fest auf dem Boden und heben Sie einatmend die Wirbelsäule Wirbel für Wirbel nach oben. Platzieren Sie einen Yogablock quer oder hochkant unter Ihrem Kreuzbein. Die Arme können entspannt neben dem Körper liegen, Handflächen zeigen nach oben.

Wenn Sie die Brustkorböffnung intensivieren möchte, legen Sie die Arme mit der Einatmung diagonal nach hinten ausgestreckt neben dem Kopf am Boden ab.

Geben Sie Ihr Körpergewicht an den Yogablock ab und entspannen Sie nun auch die aufgestellten Beine und schließen Sie die Augen.

Verweilen Sie hier nun für 3 bis 10 Minuten oder auch gerne länger, je nach Entspannungsbedürfnis.

Wenn Sie die Stellung auflösen möchten, greifen Sie zuerst mit den Händen den Yogablock und halten ihn fest, heben Sie nun mit der Einatmung sanft Ihr Becken und drücken das Kreuzbein mit der Ausatmung mindestens 3-mal wieder auf den Block zurück. Danach ziehen Sie den Block heraus und rollen Sie mit der Ausatmung den Rücken Wirbel für Wirbel langsam wieder auf dem Boden ab.

Atmung

Atmen Sie mit der Einatmung in die seitlichen Rippen, in den Brustkorb bis in die Lungenspitzen nach oben und mit der Ausatmung sinkt der Bauch wieder sanft nach innen ins Zentrum zurück.

Wirkung

Die Übung entspannt den Körper und den Geist,
dehnt sanft die Körpervorderseite,
verbessert die Durchblutung,
hilft bei Stress und lindert leichte Depression,
reduziert Müdigkeit, Angst und Schlafstörungen,
beruhigt das Gehirn und das zentrale Nervensystem,
kann helfen, hohen Blutdruck zu senken,
verbessert die Verdauung und stärkt die Bauchorgane.

Achtung

Bei leichten Rücken- und/oder Nackenbeschwerden sollte der Block quer und nicht hochkant platziert werden und die Übung je nach eigenem Empfinden nur kurz gehalten werden. Sie können die Übung auch mit etwas Kraft ausführen, indem Sie die Fußsohlen fest in den Boden drücken und die Oberschenkelmuskulatur leicht aktivieren, um den unteren Rücken somit etwas zu unterstützen.

Bei akuten, starken Rücken- und/oder Nackenbeschwerden sollte die Übung nicht ausgeführt werden.

Es wird geraten diese Position nicht während der Monatsblutung einzunehmen.

In der Schwangerschaft sollte die Übung nicht nach dem ersten Trimester ausgeführt werden.

Affirmation

„Ich leere mich von allem Belastenden und vertraue mich der göttlichen Liebe an."

Ausgleichsposition: Restingpose

Sie liegen in der Rückenlage. Die Füße sind aufgestellt. Öffnen Sie die Füße nun etwas weiter als hüftbreit. Bringen Sie die Knie ausatmend zusammen. Drücken Sie den Nacken und den unteren Rücken kurz in den Boden. Die Hände liegen auf dem Bauch und die Ellbogen berühren entspannt den Boden, die Schultern lassen sanft los Richtung Boden. Beobachten Sie hier das Heben und Senken des Bauches über den Atemrhythmus.

Bleiben Sie für 5 bis 10 Atemzüge in der Haltung.

Gestützte Schulterbrücke (Setu Bandha Sarvangasana) – Erholungsfördernde Variante (Restorative Version)

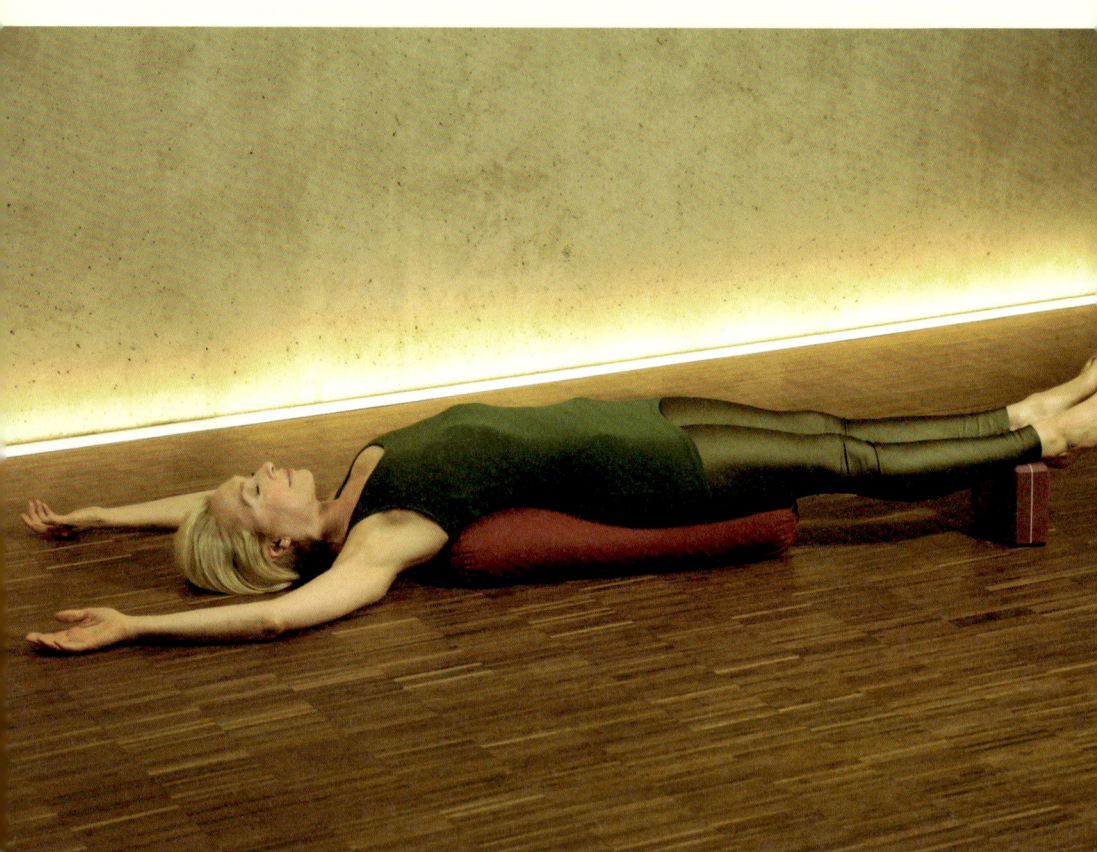

„YOGA ist die Kunst den Bogen des Leibes
mit Liebe zu spannen,
sodass der Pfeil der Erkenntnis
das Dunkel der Unwissenheit durchdringt."

UPANISCHADEN

Anleitung

Legen Sie eine Yogarolle längs auf den Boden und positionieren Sie einen Yogablock mit etwas Abstand vor die Rolle.

Setzen Sie sich nun mit dem Gesäß auf die Yogarolle und platzieren Sie Ihre Fußgelenke auf den vorbereiteten Yogablock, die Beine bleiben danach ausgestreckt.

Stützen Sie Ihre Arme seitlich neben der Yogarolle ab und rollen Sie nun vorsichtig mit der Ausatmung Ihren Rücken Wirbel für Wirbel auf der Rolle ab, die Brustwirbelsäule liegt über dem oberen Ende der Yogarolle und der Oberkörper sinkt bequem Richtung Boden ab.

Der Kopf liegt entspannt am Boden und die Arme legen Sie einatmend diagonal hinter dem Kopf entspannt am Boden ab, die Handflächen zeigen nach oben.

Geben Sie nun Ihr ganzes Körpergewicht ab und entspannen Sie mit geschlossenen Augen in dieser Position.

Verweilen Sie hier 3 bis 10 Minuten oder auch gerne länger, je nach Ihrem Entspannungsbedürfnis.

Wenn Sie die Stellung auflösen möchten, stellen Sie die Füße auf und rollen sich ausatmend sanft zur Seite.

Entfernen Sie nun die Yogarolle und den Yogablock vom Boden und kommen Sie mit einer Ausatmung zum Ausruhen in die Rückenlage zurück.

Atmung

Ziehen Sie mit der Einatmung den Atem sanft und ohne Druck in die Rippen, in den Brustkorb, zu den Achselhöhlen bis in die Fingerspitzen beider Arme nach oben und mit der Ausatmung sinkt der Bauch wieder sanft ins Zentrum zurück. Bleiben Sie ganz entspannt im Gesicht und lassen Sie mit jeder Ausatmung immer mehr los.

Wirkung

Entspannt den Körper und den Geist,
dehnt sanft die Körpervorderseite,
verbessert die Durchblutung,
hilft bei Stress und lindert leichte Depressionen,
reduziert Müdigkeit, Angst und Schlafstörungen,
beruhigt das Gehirn und das zentrale Nervensystem,
kann helfen, hohen Blutdruck zu senken,
entlastet müde Beine,
gut bei Nebenhöhlenentzündung.

Bei leichten Rückenbeschwerden sollte die Übung je nach Empfinden nur kurz gehalten werden. Bei akuten, starken Rückenbeschwerden sollte auf die Übung verzichtet werden.

In der Schwangerschaft sollte die Übung nicht nach dem ersten Trimester ausgeführt werden.

Affirmation

„Ich bin gesegnet durch das Licht meines Seins."
Alternativ: „Ich bin es wert, geliebt zu werden."

Ausgleichsposition: Knie zum Brustkorb

Bringen Sie mit einer Ausatmung die Knie zur Brust und verschränken Sie die Hände um die Schienbeine. Die Schultern und das Becken entspannen sanft in den Boden.

Bleiben Sie für 5 bis 10 Atemzüge in der Haltung.

Übrigens: Yoga aktiviert das parasympathische Nervensystem. Das entspannt Körper und Geist und verringert die Ausschüttung des Stresshormons Cortisol.

Fisch (Matsyasana)

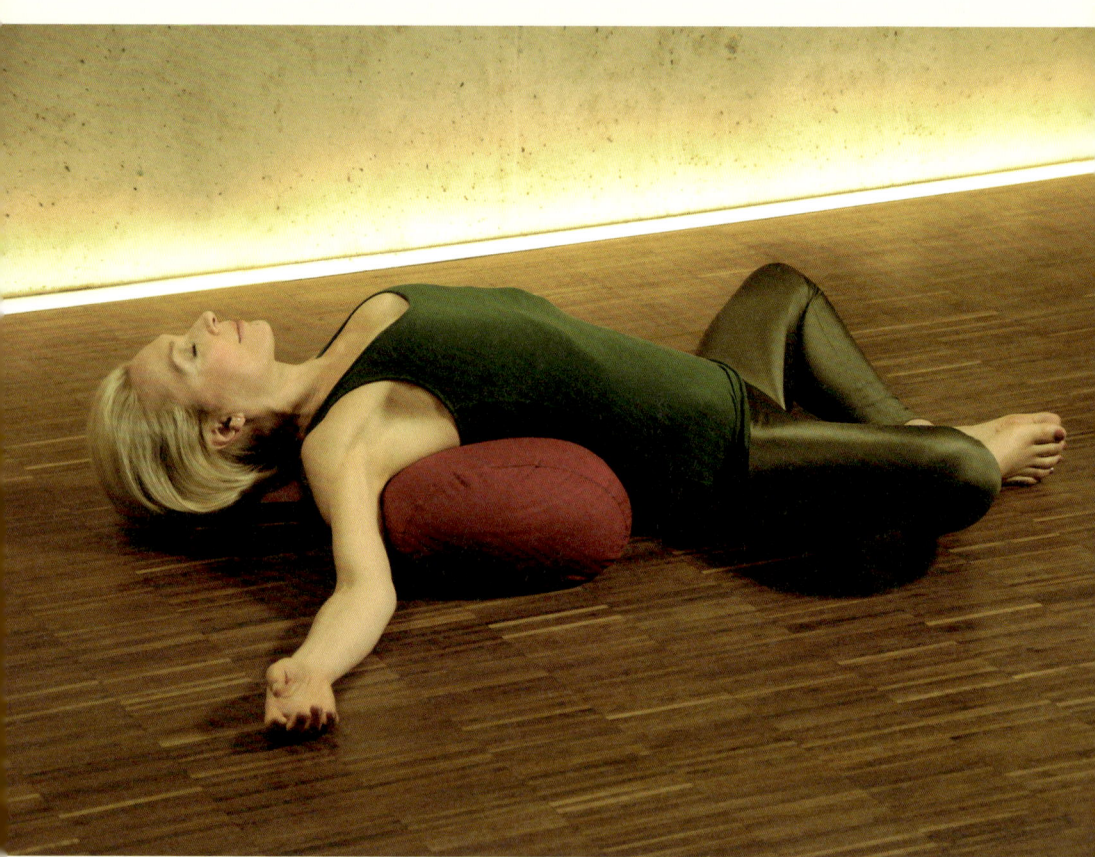

„Wende dich dem Licht in deinem Herzen zu,
das von Leid unberührt ist."

Anleitung

Legen Sie eine Yogarolle quer auf den Boden. Platzieren Sie einen Yogablock oder eine gefaltete Decke ein Stück dahinter. Setzen Sie sich mit etwas Abstand vor der Rolle auf den Boden und stellen Sie Ihre Füße auf.

Stützen Sie nun die Hände am Boden ab und Rollen mit der Ausatmung dem Rücken Wirbel für Wirbel nach unten, die Yogarolle sollte nun direkt unter der Brustwirbelsäule liegen.

Die Schultern sind nicht auf der Rolle platziert, sondern sinken sanft Richtung Boden. Die in Schulterhöhe ausgestreckten Arme berühren ebenfalls den Boden, die Handflächen zeigen nach oben. Der Hinterkopf wird durch den Yogablock oder die gefaltete Decke gestützt.

Bringen Sie die die Beine nun in die Position des liegenden Schmetterlings indem Sie die Fußsohlen zusammennehmen und die Knie nach außen beugen. Falls Ihnen die Dehnung in den Hüften/Leisten zu stark wird, können Sie Klötze unter den Oberschenkeln aufstellen oder auch jederzeit Ihre Beine ausstrecken.

Schließen Sie die Augen und verweilen Sie hier entspannt für 3 bis 5 Minuten oder gerne auch länger, je nach Entspannungsbedürfnis.

Wenn Sie die Position auflösen möchten, stellen Sie die Füße auf und rollen sich ausatmend sanft zur Seite. Entfernen Sie die Yogarolle und den Klotz und bleiben Sie einen Augenblick in der Rückenlage liegen.

Atmung

Mit der Einatmung atmen Sie von den Rippen über den Brustkorb bis zu den Schultern, so als ob Sie Ihren Atem in die Hand nehmen und über die Rolle führen würden. Mit der Ausatmung atmen Sie den Weg von den Schultern über den Brustkorb zu den Rippen wieder zurück. Machen Sie diese Atemlenkung 2-mal hintereinander und atmen Sie dann 1 bis 2 Atemzüge wieder normal weiter. Danach beginnen Sie wieder mit der Atemlenkung.

Wirkung

Die Übung weitet die Brustwirbelsäule,
dehnt den unteren Rücken,
schafft Weite im Herzraum,
stimuliert die Bauchorgane,
gibt neue Energie und entspannt zugleich,
wirkt einem krummen Rücken und hängenden Schultern entgegen,
verbessert die Flexibilität der Wirbelsäule.

Achtung

Bei Schmerzen im unteren Rücken in der Pose unterstützen Sie den unteren Rücken mit einem Kissen oder einer gefalteten Decke.

Seien Sie besonders vorsichtig bei Bandscheibenerkrankungen,
Spondylolysis,
Spondylolisthesis (Wirbelgleiten) oder
Nackenbeschwerden.

In der Schwangerschaft ist ab dem dritten Monat Vorsicht geboten.

„Ich genieße mein Leben, und habe alles was ich brauche."
Alternativ: „Ich bin geliebt und fähig, alles kommt mühelos."

Ausgleichsposition: Knie zum Brustkorb

Bringen Sie aus der Rückenlage mit einer Ausatmung die Knie zur Brust und verschränken Sie die Hände um die Schienbeine. Die Schultern und das Becken entspannen sanft in den Boden.

Bleiben Sie für 5 bis 10 Atemzüge in der Haltung.

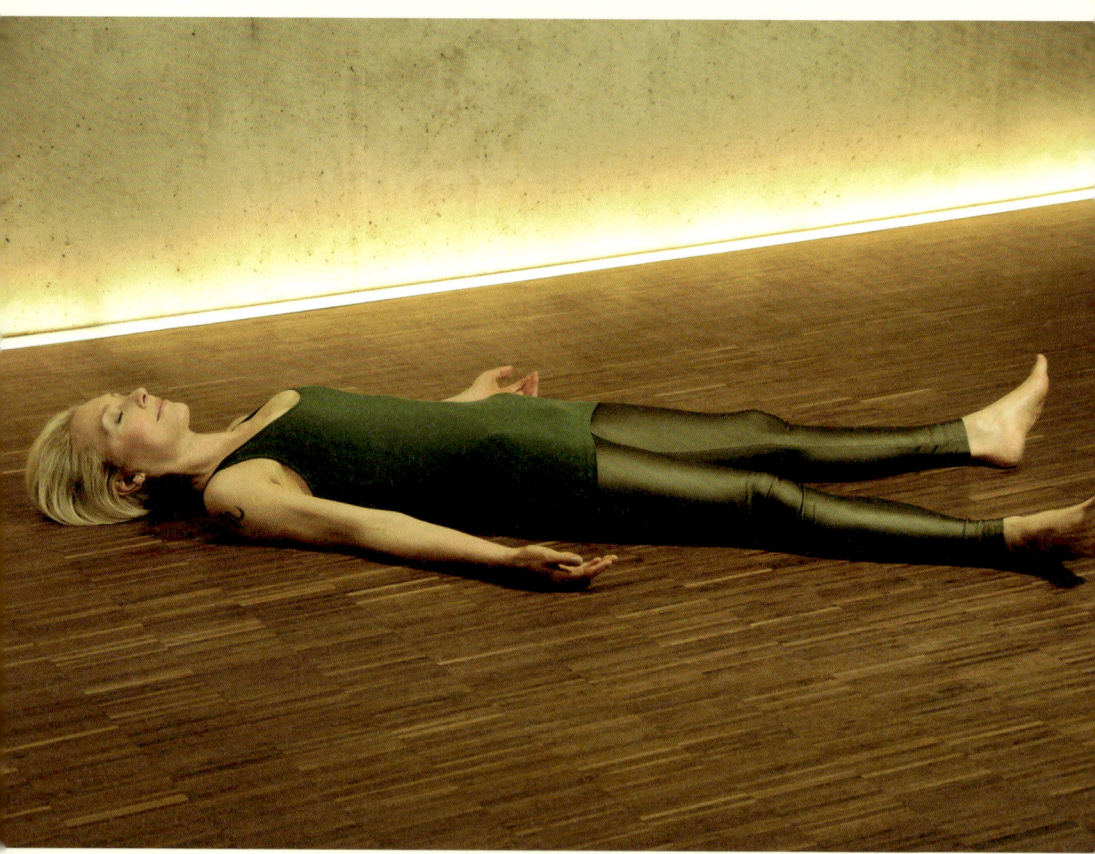

„Lass alles los! Lass auch das Loslassen los!"

NAGAYA

Anleitung

Sie liegen auf dem Rücken, die Arme entspannt neben dem Körper, die Handflächen schauen nach oben, die Beine sind ausgestreckt und hüftbreit geöffnet.

Nehmen Sie sich immer genug Zeit für Shavasana, die sogenannte „Totenstellung". Hier können Sie ganz besonders tief entspannen und erst durch diese Position ziehen Sie den vollen Nutzen aus der ganzen Abfolge: Durch das bewusste Verweilen verankern sich die neu gewonnene Energie und die Entspannung in Ihrem Körper. Der Parasympathikus wird besonders aktiviert, der dafür zuständig ist, den ganzen Organismus zu beruhigen.

Hilfestellung:

Bei Problemen mit dem unteren Rücken, legen Sie eine Rolle unter die Knie.

Wirkung

Die Übung ist entspannend und stresslösend,
gleicht die Körperenergien aus,
beeinflusst Herz und Kreislauf positiv.

Achtung

Sorgen Sie dafür, dass Ihnen warm ist.

Affirmation

„Ich begrüße die Leere in mir, damit Neues beginnen kann."

Mentale Übungen zur Liebe

Erfolg alleine macht nicht glücklich. Geld schenkt uns nur bedingt ein Gefühl von Sicherheit. Anerkennung kann uns nähren, aber nicht sättigen. Wir können intelligent sein und einen klaren Verstand besitzen, aus dem Burnout heraus brauchen wir noch eine weitere Zutat: die Liebe. Nachhaltig gesund und langfristig glücklich wird nur derjenige, der vermag, sich selbst zu lieben, ohne dabei ein Egoist zu sein. Die folgenden Übungen helfen Ihnen, die Liebe in sich selbst wieder wahrzunehmen und zu leben!

Übung: Mit den Augen der Liebe sehen

„Tue immer, was aus Deinem Herzen kommt", lautet ein Spruch von Osho, den ich meinen Teilnehmern gerne mit auf den Weg geben. Das können wir aber nur, wenn wir uns für die Liebe öffnen. Sie wohnt in unserem Herzen. Sie gehört zu unserem Wesenskern. Sie spricht zu uns, wenn wir ihr zuhören. Sie weist uns den richtigen Weg in unserem Leben, wenn wir ihr voller Vertrauen folgen. Tun wir dies, beschenkt sie uns mit innerem Reichtum und Zufriedenheit, auch dann, wenn äußere Umstände schwierig sind.

Setzen Sie sich bequem hin und schließen Sie Ihre Augen. Atmen Sie ein paarmal tief ein und tief aus. Entspannen Sie sich. Nehmen Sie sich einen Moment Zeit, um loszulassen und ganz still zu werden.

Machen Sie sich als nächstes bewusst, welche Situation in Ihrem Leben Sie gerade am meisten stresst oder beunruhigt. Lassen Sie von der Situation ein inneres Bild vor Ihrem geistigen Auge auftauchen. Sehen Sie sich die Szene in Ruhe an und erlauben Sie, dass ein Gefühl in Ihnen dazu entsteht. Stellen Sie sich folgende Fragen: Welche Gefühle löst die Situation aus? Bleiben Sie bei diesem Bild. Fühlen Sie weiterhin, was sich in Ihnen zeigt und erlauben Sie sich, die körperlichen Empfindungen wahrzunehmen. Verbinden Sie sich dann mit Ihrem Herzensraum und fragen Sie sich: „Wie würde die Liebe diese Szene sehen?" Erlauben Sie sich, die Situation mit den Augen der Liebe zu betrachten. Nehmen Sie die Energie der Liebe in Ihrem Herzen wahr. Lassen Sie sich genug Zeit und versuchen Sie, mit dieser Energie in Ihrem Herzensraum verbunden zu bleiben. Verändert sich die Szene dadurch? Ist die Situation nicht mehr so bedrohlich und dadurch auch nicht mehr so verletzend?

Übung: Das Herz für die Liebe öffnen

Setzen Sie sich bequem hin und schließen Sie Ihre Augen. Nehmen Sie Ihren Atem wahr und lassen Sie alle Anspannung mit der Ausatmung gehen. Verbinden Sie sich mit Ihrem Herzensraum und lassen Sie Ihr Herz mit der Einatmung ganz groß werden und mit der Ausatmung wieder tief zurücksinken bis in die tiefste Mitte des Herzens, dorthin, wo Sie sich mit der Energie der Liebe verbinden. Wiederholen Sie dies ein paar Mal. Stellen Sie sich dann die folgende Frage: „Für wen oder was in meinem Leben empfinde ich tiefe oder sogar bedingungslose Liebe?" Erlauben Sie sich nun, das Bild hierzu vor Ihrem geistigen Auge entstehen zu lassen und bleiben Sie verbunden mit dem Gefühl in Ihrem Herzen. Verweilen Sie einen Augenblick in diesem Gefühl und erlauben Sie sich, es in jeder Zelle Ihres Körpers aufzunehmen: Das Gefühl der tiefen Liebesschwingung. Genießen Sie diesen warmen Gefühlszustand in jeder Zelle Ihres Körpers. Wie fühlt es sich an? Was empfinden Sie?

Bleiben Sie nun bei Ihrer Empfindung und schieben Sie das Bild nach links und lassen Sie ein neues Bild entstehen. Das Bild Ihres Selbst. Verbinden Sie sich auch hier mit Ihrem Spiegelbild und versuchen Sie in der gleichen Schwingung von Wertschätzung und Liebe zu bleiben wie eben. Betrachten Sie sich mit diesem warmen Gefühl. Erlauben Sie sich auch hier einen Moment zu verweilen in dem Gefühlszustand der Liebe. Bemerken Sie nun, ob sich etwas verändert, ist das Gefühl noch genauso stark wie am Anfang oder hat es sich verändert? Versuchen Sie das offene Herz mit in den Alltag zu nehmen.

Mentale Fragen zur Liebe

Je weniger Sie die Liebe im Außen suchen, desto näher kommen Sie sich selbst. Sie erkennen eigenverantwortlich und aus tiefstens Herzen heraus, was Sie wirklich glücklich macht. Wirkliches Glück und wahre Liebe sind nur unabhängig von anderen möglich. Wenn Sie sich Zeit für sich selbst nehmen, haben Sie die Möglichkeit den Zugang zur Liebe zu finden. Versuchen Sie, nicht nur immer für die anderen da zu sein, sondern kümmern Sie sich um sich selbst – und um die Liebe zu sich selbst. Die folgenden Fragen helfen Ihnen dabei, herauszufinden, was Sie wirklich brauchen.

Gehen Sie von Zeit zu Zeit in Dialog mit Ihrem Herzen. Lassen Sie sich von ihm sagen, was es braucht und was es nährt. Auch wenn es anfangs vielleicht ungewohnt ist, aber Sie werden bald erfahren, dass Ihr Herz Ihnen wichtige Antworten geben kann, die entscheidend sind für das eigene Wohlbefinden.

Was bringt meinem Herzen Freude?
Welche Sehnsüchte liegen in meinem Herzen?
Wen liebe ich einfach für sein SEIN ohne Bedingung und ohne Erwartungen?
Wer liebt mich für mein SEIN ohne Bedingung und Erwartungen?
Kann ich mich selbst für mein SEIN lieben?
Was braucht es, damit ich mich selbst bedingungslos liebe?

Die Gesundheit – unsere Basis

Die Gesundheit ist die Basis für ein glückliches Leben. Ohne sie sind wir begrenzt, mit ihr ist alles möglich. Die WHO definiert Gesundheit als „einen Zustand des vollständigen körperlichen, geistigen und sozialen Wohlergehens und nicht nur das Fehlen von Krankheit und Gebrechen". Sie betrachtet Gesundheit als etwas Ganzheitliches, dass sich darin widerspiegelt, ob wir uns in den verschiedenen Lebensbereichen wohlfühlen und darauf achten, dass sie sich in Balance befinden. Diese Aussage kann uns als eine Orientierung dienen. Sie fordert uns auf, im Alltag immer wieder innezuhalten und in uns hineinzuhorchen, wie es uns gerade geht.

Achtsam auf unsere Bedürfnisse zu hören, macht es uns möglich, die oft so feinen Signale wahrzunehmen und viel wichtiger noch: sie ernst zu nehmen! Auf dem Weg in einen Burnout überhören wir diese Signale chronisch und so lange, bis die Symptome für uns selbst und unsere Umwelt offenkundig sind. Das muss nicht sein! Die folgende Übungssequenz unterstützt Sie darin, Ihre Gesundheit zu verbessern – und zu erhalten.

Sie eignet sich besonders gut, um z.B. nach einer Nordic-Walking-Tour, nachdem Sie Rad gefahren sind oder eine andere aktive Sportart betrieben haben – oder auch nach einem stressigen Arbeitstag – wieder mit dem Körper in Kontakt zu treten. Denn: Wer einen Burnout hatte, braucht eine klare Tagesstruktur, eine ausgleichende Tätigkeit, die Freude bereitet sowie Bewegung – und danach Yogaübungen, die entspannen.

*Tipp: Kombinieren Sie die Übungen in diesem Kapitel mit der Meditation **Stress verringern und inneren Druck auflösen** auf der beiliegenden CD (Track 2, 12 Min.).*

Übungssequenz Gesundheit – Erholungsfördernd (Restorative)

Liegender Schmetterling (Supta Baddha Konasana)

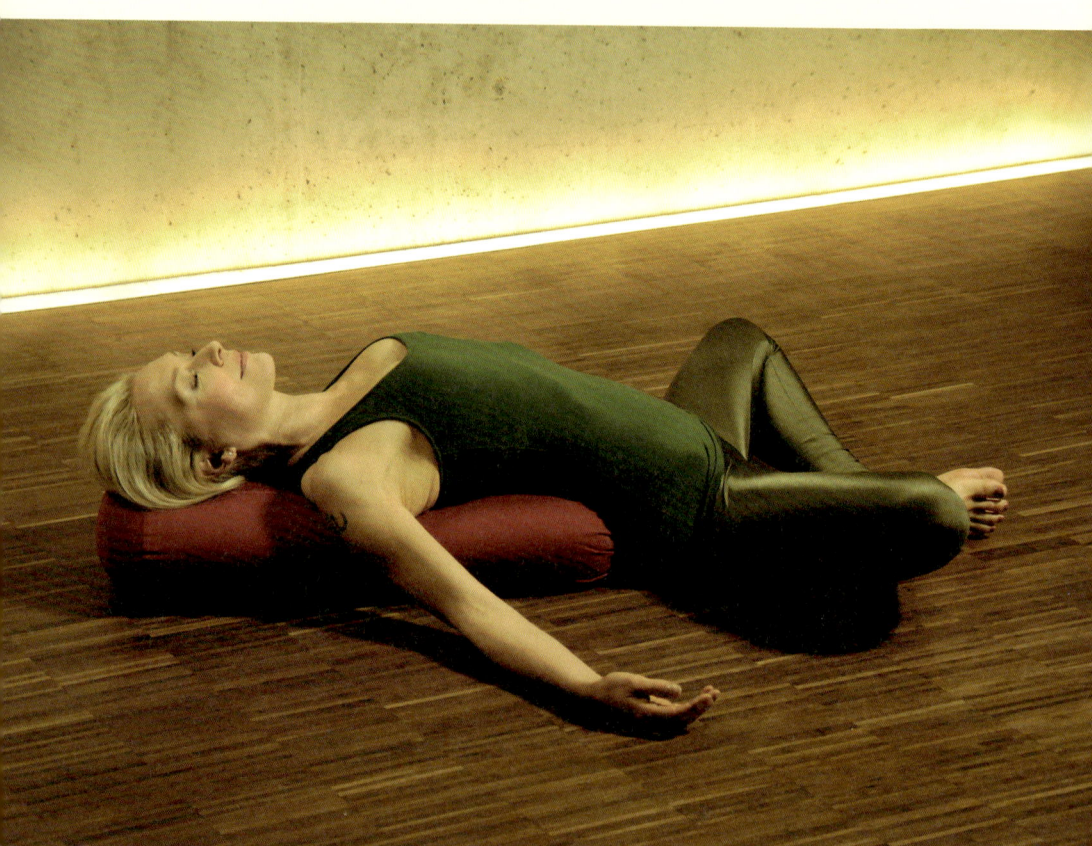

„Es gibt keine körperliche Erkrankung,
die von der Seele getrennt betrachtet werden kann."

SOKRATES

Anleitung

Legen Sie eine Yogarolle längs auf den Boden. Setzen Sie sich mit dem Gesäß auf den Boden, der untere Rücken grenzt an das untere Ende der Yogarolle. Die Hände stützen Sie neben den Hüften ab.

Legen Sie sich nun mit der Ausatmung langsam mit dem Rücken auf die Yogarolle, sodass Ihr Kopf sanft am oberen Ende der Rolle ruht. Sollte das Kinn höher sein als die Stirn, legen Sie unter Ihren Hinterkopf eine gefaltete Decke. Die Halswirbelsäule sollte in Verlängerung der Wirbelsäule bleiben, sodass der Kopf nicht nach hinten abfällt.

Legen Sie die Arme entspannt neben dem Körper ab, die Handflächen zeigen nach oben und die Schultern schmelzen sanft seitlich Richtung Boden hinab.

Bringen Sie die Beine nun in die Position des liegenden Schmetterlings, indem Sie die Fußsohlen zusammenbringen und die Knie nach außen beugen. Falls Ihnen die Dehnung in den Hüften/Leisten zu stark wird, können Sie Klötze unter den Oberschenkeln aufstellen oder auch jederzeit Ihre Beine ausstrecken. Bei Rückenbeschwerden lassen Sie die Füße hüftbreit am Boden aufgestellt oder führen Sie den liegenden Schmetterling ohne Yogarolle aus.

Schließen Sie die Augen und verweilen Sie hier 3 bis 10 Minuten oder auch gerne länger, je nach Entspannungsbedürfnis.

Wenn Sie die Position auflösen möchten, stellen Sie die Füße auf und rollen Sie sich mit der Ausatmung seitlich von der Yogarolle, entfernen Sie die Rolle und genießen Sie hier noch einen Moment in der Rückenlage.

Atmung

Ziehen Sie mit der Einatmung den Atem vom unteren Bauch in die seitlichen Rippen, in den Brustkorb weit nach oben und lassen Sie mit der Ausatmung den unteren Bauch die Rippen und den Brustkorb wieder sanft und weich nach unten und innen zurücksinken.

Wirkung

Die Übung beruhigt das Nervensystem,
reguliert den Blutdruck,
lindert Schmerzen bei Monatsblutung oder Prämenstruellem Syndrom (PMS),
hilft Angst zu lindern,
wirkt bei leichten Depressionen,
öffnet die Vorderseite des Körpers, den Brustkorb und das Herz,
dehnt sanft die Hüften und Gelenke.

Achtung

Seien Sie besonders vorsichtig bei Bandscheibenerkrankungen,
Spondylolysis,
Spondylolisthesis (Wirbelgleiten) oder
Schmerzen im unteren Rücken.

Bei Nackenbeschwerden legen Sie zusätzlich eine gefaltete Decke unter Ihren Hinterkopf.

Bei Knieproblemen können Sie mit gestreckten Beinen in der Position sein und unter die Kniekehlen eine gerollte Decke oder eine Yogarolle legen.

Affirmation
„Spannung, Stress und Druck verlieren ihre Macht über mich."
Alternativ: „In mir wohnt die Kraft, die mich vor jedem Schaden bewahrt."

Ausgleichsposition: Knie zum Brustkorb
Bringen Sie aus der Rückenlage mit der Ausatmung die Knie zur Brust und verschränken Sie die Hände um die Schienbeine. Die Schultern und das Becken entspannen sanft in den Boden.

Bleiben Sie für 5 bis 10 Atemzüge in der Haltung.

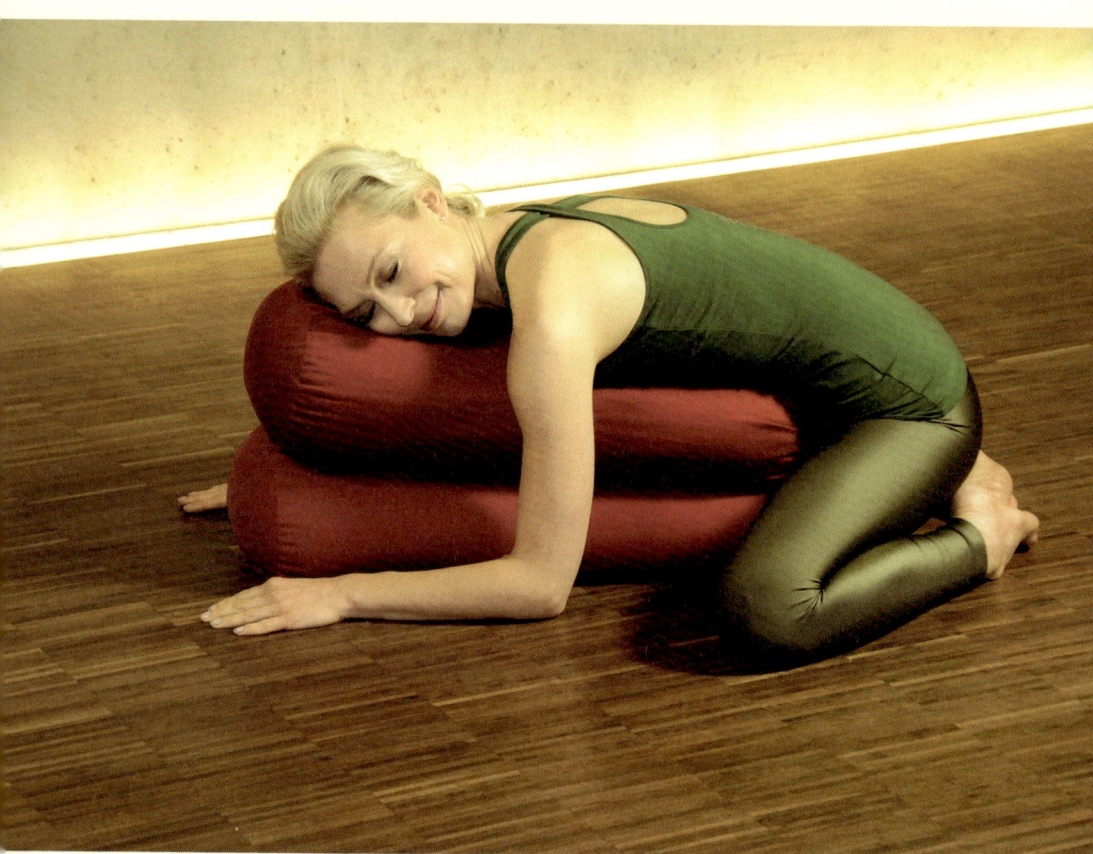

72

„Die Rastlosigkeit und frühe Erschöpfung unseres tätigen Wesens
und seiner Werkzeuge sind Zeichen der Natur,
dass Stille unser eigentliches Fundament ist
und Erregung eine Krankheit der Zeit."

SRI AUROBINDO

Anleitung

Legen Sie eine oder zwei Yogarollen übereinander längs auf den Boden. Falls Sie nur eine Yogarolle haben, können Sie auch eine dicke, feste Decke quer zusammenlegen, sodass eine Rolle entsteht.

Beginnen Sie, im Fersensitz kniend vor der Yogarolle und bringen Sie nun die Knie zur Seite soweit es Ihnen von der Dehnung her möglich ist. Die großen Zehen zeigen zueinander. Falls Sie empfindliche Knie haben sollten, legen Sie eine weiche Decke darunter.

Lehnen Sie nun den Oberkörper etwas nach vorne und bewegen Sie sich mit den Händen ausatmend Stück für Stück vor bis Ihr Oberkörper sanft und bequem auf der Yogarolle liegt.

Legen Sie die rechte Schläfe auf der Rolle ab und schließen Sie die Augen. Die Arme und Hände sind sanft neben der Rolle abgelegt. Lassen Sie sich nun entspannt in die Rolle sinken, geben alles Körpergewicht ab und schließen die Augen.

Verändern Sie nach einiger Zeit die Kopfposition, indem Sie die linke Schläfe auf der Rolle ablegen

Verweilen Sie hier 3 bis 10 Minuten oder auch gerne länger, je nach Entspannungsbedürfnis.

Wenn Sie die Position auflösen möchten, drücken Sie die Hände in den Boden und mit der Einatmung rollen Sie langsam Stück für Stück mit dem Oberkörper nach oben. Entfernen Sie die Rolle und bleiben Sie für einen Moment mit geschlossenen Augen im Fersensitz.

Atmung

Atmen Sie hier ohne Atemlenkung sanft durch die Nase ein und aus. Lassen Sie sich weich in Richtung Rolle schmelzen. Geben Sie alle Belastungen mit der Ausatmung in die Rolle ab, mit jeder Ausatmung darf der Körper noch tiefer in die Entspannung sinken, es gibt nichts zu tun, einfach nur sein.

Wirkung

Die Übung öffnet sanft die Hüften und Oberschenkel,
beruhigt das Gehirn,
lindert Stress und Müdigkeit,
massiert die inneren Organe,
hilft bei Rückenschmerzen.

Achtung

Seien Sie besonders vorsichtig bei Durchfall,
Knieverletzungen oder Knöchelverletzungen.

Affirmation

„Ich danke für die nun eintretende Wiederherstellung meiner Gesundheit."
Alternativ: „Ich bin vollkommen entspannt und ausgeglichen."

Ausgleichsposition: Balasana, die Stellung des Kindes

Bringen Sie im Fersensitz die Knie wieder eng zusammen. Stützen Sie die Hände am Boden neben den Knien ab und lassen Sie mit der Ausatmung den Oberkörper sanft nach vorne auf die Oberschenkel sinken. Die Stirn berührt den Boden und die Arme liegen locker nach hinten neben den Beinen. Die Handflächen sind nach oben geöffnet. (Falls die Stirn nicht am Boden ankommt, machen Sie mit den Händen ein Kissen und legen Sie Ihre Stirn darauf ab.) Versuchen Sie, das Gesäß auf den Fersen abzulegen.

Bleiben Sie für 5 bis 10 Atemzüge in der Haltung.

Herabschauender Hund (Adho Mukha Svanasana)

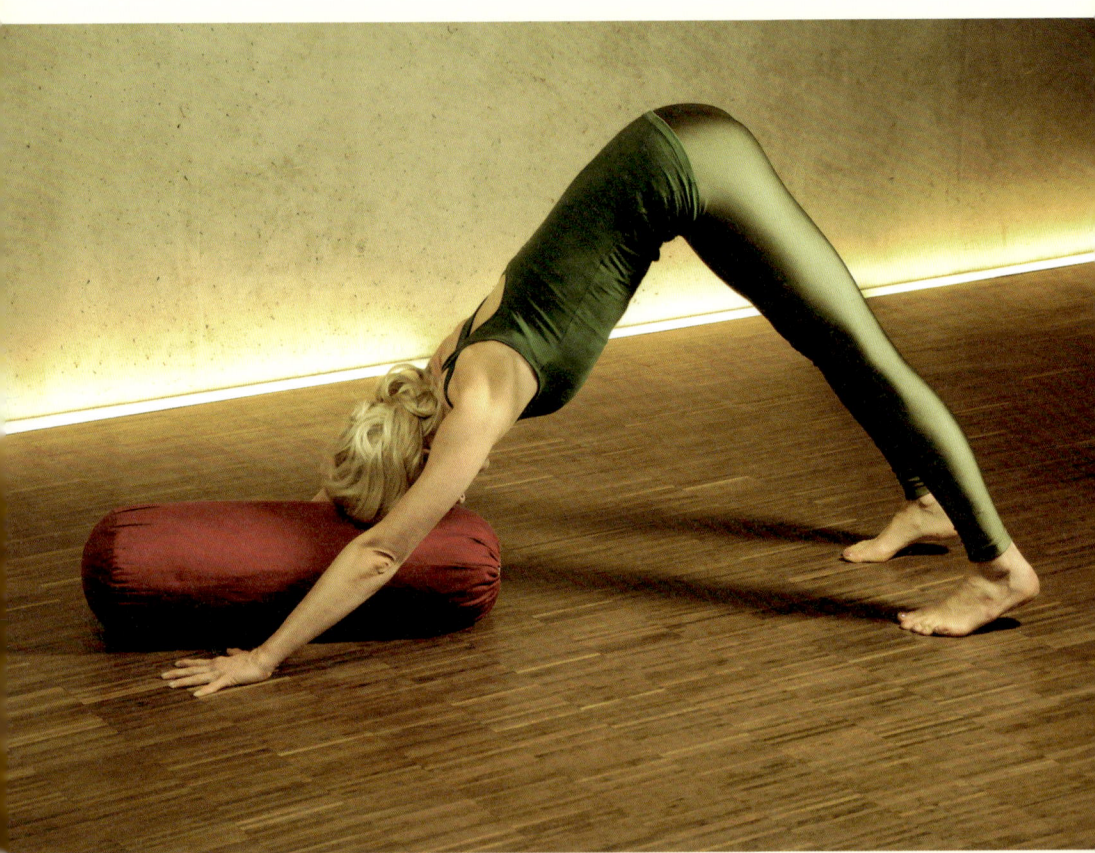

Anleitung

Platzieren Sie eine Yogarolle längs vor sich auf dem Boden. Beginnen Sie im Fersensitz und beugen Sie Ihren Oberkörper nun mit der Ausatmung nach vorne, in Richtung Oberschenkel, in die Stellung des Kindes, Balasana.

Strecken Sie einatmend beide Arme nach vorne aus und legen Sie die Hände rechts und links neben der Yogarolle ab. Die Finger sind weit auseinander gespreizt, fest am Boden verwurzelt und die Mittelfinger zeigen parallel nach vorne. Die Hände und Finger sind wie Saugnäpfe am Boden.

Kommen Sie nun einatmend auf die Zehenspitzen (ändern Sie die Position der Arme und Hände hier nicht mehr) und schieben Sie mit der Ausatmung Ihr Becken weit nach oben Richtung Decke, die Beine sind nun durchgestreckt. Bei Rückenbeschwerden sind die Knie leicht gebeugt, die Fersen gehen Richtung Boden.

Die Wirbelsäule sollte gerade sein. Legen Sie nun Ihre Stirn sanft auf der Yogarolle vor Ihnen ab, entspannen Sie Ihr Gesicht und halten Sie die Position mit geschlossenen Augen für 15 Sekunden oder bis zu einer Minute. Atmen Sie sanft und entspannt weiter.

Wenn Sie die Position auflösen möchten, beugen Sie ausatmend die Knie wieder Richtung Boden und kommen in die Ausgangsposition Balasana zurück.

Atmung

Atmen Sie hier ohne Atemlenkung sanft durch die Nase ein und aus. Vielleicht spüren Sie die sanfte und beruhigende Bewegung Ihres Bauchraumes, wenn Sie ein- und ausatmen.

Wirkung

Die Übung beruhigt das Gehirn und sorgt für innere Klarheit,
lindert Stress und hilft bei milden Depressionen,
energetisiert den ganzen Körper,
löst Verspannungen,
öffnet die Schultern, Beinrückseiten und die Waden,
erleichtert Rückenschmerzen,
bekämpft Müdigkeit.

Achtung

Seien Sie besonders vorsichtig bei Karpaltunnelsyndrom,
Durchfall,
hohem Blutdruck,
Kopfschmerzen oder
Nebenhöhlenentzündung.

Affirmation

„Ich erfahre jetzt Frieden, Freude und Gesundheit."
Alternativ: „Ich stehe alle Reinigungsphasen mit Geduld und Vertrauen durch."

Bringen Sie im Fersensitz die Knie eng zusammen. Stützen Sie die Hände am Boden neben den Knien ab und lassen Sie dann den Oberkörper sanft mit der Ausatmung nach vorne auf die Oberschenkel sinken. Die Stirn berührt den Boden und die Arme liegen locker nach hinten neben den Beinen. Die Handflächen sind nach oben geöffnet. (Falls die Stirn nicht am Boden ankommt, machen Sie mit den Händen ein Kissen und legen Sie Ihre Stirn darauf ab.) Versuchen Sie, das Gesäß auf den Fersen abzulegen.

Bleiben Sie für 5 bis 10 Atemzüge in der Haltung.

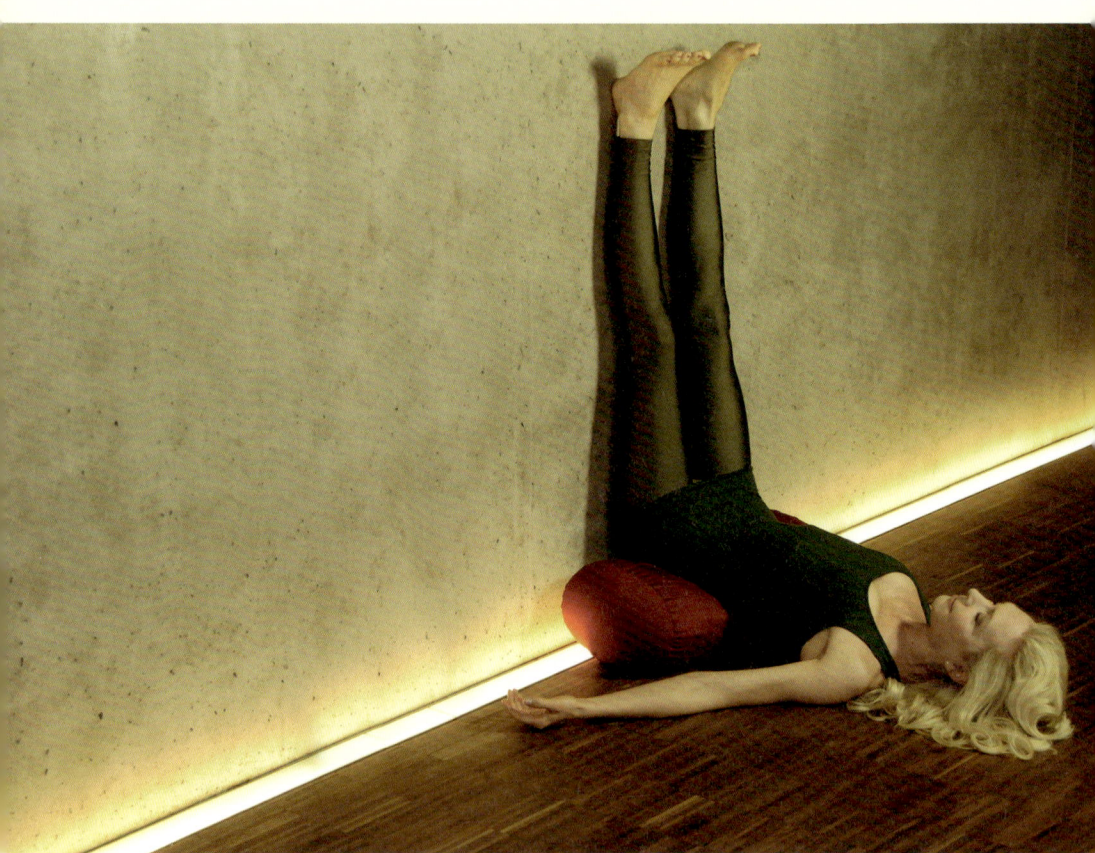

„Der vollkommen entspannte Zustand ist Glück:
Kultiviere also die Entspannung.
Mach sie dir zur Angewohnheit,
und sie wird während deiner Aktivität anhalten.
Durch Entspannung wird es einem möglich,
herauszufinden, wer man ist.“

SWAMI PRAJNAPADA

Anleitung

Legen Sie Ihre Yogarolle quer vor eine Wand. Setzen Sie sich nun seitlich auf ein Ende der Rolle, eine Schulter ist zur Wand gerichtet. Stellen Sie Ihre Hände hinter dem Rücken auf und legen Sie einatmend ein Bein nach dem anderen hoch in Richtung Wand. Während Ihr Kreuzbein auf der Rolle liegen bleibt, legen Sie ausatmend Ihren Rücken vorsichtig Wirbel für Wirbel auf dem Boden ab.

Die Beine lehnen nun ausgestreckt und entspannt an der Wand, die Fußsohlen zeigen zur Decke. Legen Sie Ihre Arme mit der Einatmung seitlich etwas vom Körper entfernt auf dem Boden ab. Die Handflächen zeigen nach oben. Falls Sie eine intensivere Brustkorböffnung möchten, legen Sie die Arme diagonal nach hinten neben den Ohren am Boden ab.

Schließen Sie die Augen und entspannen Sie Ihren Nacken, Ihre Schultern und Ihre Beine. Verweilen Sie hier für 5 bis 10 Minuten oder gerne auch länger, je nach Entspannungsbedürfnis.

Wenn Sie die Position auflösen möchten, ziehen Sie die Knie mit der Ausatmung in Richtung Brustkorb und rollen Sie langsam ausatmend seitlich von der Rolle herunter und kommen Sie zum Sitzen.

Atmung

Stellen Sie sich vor, Sie atmen durch Ihre Fußsohlen frische, heilsame, stärkende Energien bis in den Herzbereich ein. Mit der Ausatmung lassen Sie alle Sorgen, Ängste und Zweifel über die Kopfkrone aus dem Körper herausfließen.

Wirkung

Die Übung stabilisiert und harmonisiert Körper und Geist,
lindert Angst, leichte Depressionen und Kopfschmerzen,
reguliert den Blutdruck und fördert den venösen Rückstrom aus den Beinen,
entspannt müde und verkrampfte Beine und Füße.

Achtung

Es wird geraten nicht während der Monatsblutung zu üben. Bei schweren Augenerkrankungen wie Glaukom sowie bei schweren Nacken- oder Rückenproblemen sollten Sie ohne Yogarolle üben.

Affirmation

„Ich ziehe alles Toxische aus mir heraus und übergebe es der violetten Flamme der Reinigung."
Alternativ: „Ich bin geduldig und gebe meinem Körper die nötige Zeit, um vitale Energien zu speichern."

Ausgleichsposition: Balasana, die Stellung des Kindes

Stützen Sie im Fersensitz die Hände am Boden neben den Knien ab und lassen Sie den Oberkörper sanft mit der Ausatmung nach vorne sinken. Die Stirn berührt den Boden und die Arme liegen locker neben den Beinen. Die Handflächen sind nach oben geöffnet. Das Gesäß sinkt Richtung Fersen.

Gehen Sie am Ende der Sequenz in Shavasana (Anleitung siehe Seite 62).

Mentale Übungen zur Gesundheit

Bei Überlastung, Überforderung und Dauerstress finden wir oft keine Zeit mehr dafür, unsere gesunden Grenzen, unsere Gefühle und körperlichen Empfindungen wahrzunehmen. Wir schieben unangenehme Gefühle zur Seite, gehen über unsere körperlichen Bedürfnisse und Wünsche hinweg und sind so getrieben, dass wir auch das Schöne und die Freude nicht mehr richtig wahrnehmen. In den folgenden Übungen lassen wir dem Körper liebevolle Aufmerksamkeit zukommen und erforschen den Zugang zu unseren Gefühlen und Grenzen.

Übung: Den Körper erkunden

Setzen Sie sich bequem hin und schließen Sie Ihre Augen. Lassen Sie alle Anspannungen mit einem tiefen Seufzer und einem langem Ausatmen aus Ihrem Körper herausfließen. Erlauben Sie sich, für einen Moment die Stille und Ruhe zu erleben. Nehmen Sie wahr, wie Ihr Körper sich immer mehr entspannt und loslässt. Damit sich alle störenden Gedanken entfernen, zählen Sie nun 25 Atemzüge mit, von 25 bis 1 rückwärts, jede Zahl mit einem Ausatmen.

Nehmen Sie nun ganz bewusst Kontakt mit Ihrem ganzen Körper auf. Wandern Sie von den Haarspitzen bis zu den Fußsohlen durch den ganzen Körper und entspannen Sie jeweils den Bereich, an dem Sie sind, noch einmal durch ein bewusstes Ausatmen. Achten Sie darauf, ob Sie Druck oder Schmerz wahrnehmen. Beobachten Sie ihn und stellen Sie sich folgende Fragen: „Kenne ich den Druck, den Schmerz bereits aus meinem Alltag? In welchen mir bekannten Situationen tritt der Druck oder Schmerz auf? Hat der Schmerz oder Druck etwas mit meiner seelischen Verfassung zu tun? Gibt es einen Zusammenhang zwischen diesem Druck oder Schmerz und meinen vorangegangenen

Gedanken, meinen innerlichen Erwartungen und meinem Perfektionismus?" Bleiben Sie einen Augenblick bei der Frage und achten Sie darauf, ob Antworten oder Bilder in Ihnen aufsteigen.

Gehen Sie dann weiter zu den Regionen, die frei sind von Druck oder Schmerz, und verweilen Sie dort einen Augenblick. Wie fühlt es sich an, keinen Druck und keinen Schmerz zu spüren. Wie geht es mir damit? Verändert sich dadurch etwas in meiner Körperhaltung, Stimmung und Entspannung? Bleiben Sie auch hier einen Moment voller Achtsamkeit.

Beenden Sie diese Übung, indem Sie 3-mal tief bewusst ein und ausatmen.

Übung: Tiefe Freude erfahren

Setzen Sie sich bequem hin und schließen Sie Ihre Augen. Entspannen Sie Ihren ganzen Körper. Nehmen Sie den Atem wahr und beobachten Sie, wie er ein- und ausströmt. Bleiben Sie ganz entspannt dabei. Sagen Sie sich: „Ich muss jetzt gar nichts tun. Ich darf einfach nur sein." Dieser Moment gehört ganz alleine Ihnen. Verweilen Sie für einen Augenblick in dieser Energie.

Erlauben Sie sich nun eine Situation in Ihrem Leben zu finden, in der Sie vollkommen glücklich waren. Voller Gesundheit, Glück, Zufriedenheit, Geborgenheit. Lassen Sie sich ein wenig Zeit, bis sich die Situation vor Ihrem geistigen Auge zeigt. Wo waren Sie? Welche Menschen waren bei Ihnen? Welche Farben, Gerüche nehmen Sie wahr? Wie zeigt sich dieses Gefühl in Ihrem Körper? Wie genau fühlt es sich an? Spüren Sie es in Ihren Zellen? Macht sich ein Lächeln breit in Ihrem Gesicht? Wo nehmen Sie dieses wohlige Gefühl am stärksten wahr?

Legen Sie nun Ihre Hände in einer Geste an diese Stelle. Damit setzen Sie einen Anker und immer dann, wenn Sie sich mit dem Gefühl verbinden möchten, berühren Sie sich an dieser Stelle und verweilen einen kurzen Moment in dem freudigen Gefühl.

Mentale Fragen zur Gesundheit:

Nehmen Sie sich hin und wieder Zeit, um mit Ihrem Körper in einen Dialog zu gehen. Fragen Sie ihn, was er braucht. Erkundigen Sie sich nach seinen Bedürfnissen. Er wird Ihnen danken, wenn Sie ihm Gehör schenken.

Was in meinem Leben ist „Gift" für mich?
Welche Süchte stecken in mir? Welche Lücke wird dadurch gefüllt?
Was tut mir gut? Was brauche ich wirklich?
Was ist gerade in meinem Leben passiert, als der Burnout ausgebrochen ist?
Was braucht mein Körper, damit ich ein gesundes Leben führen kann?
Bin ich bereit, den Burnout anzunehmen und mich damit zu versöhnen?
Bin ich bereit, ungeklärte Dinge in meinem Leben zu reinigen, um dadurch ins Reine mit mir zu kommen?

Der Beruf – unser Beitrag in der Welt

Was ist es, das uns wirklich glücklich macht? Zu lange glaubten wir vielleicht, die Antwort zu kennen: ein Beruf, der uns Anerkennung und ein volles Bankkonto beschert, ein großes Auto und ein Eigenheim ermöglicht. Diese Antwort glauben wir bis zu dem Moment, in dem wir ausbrennen und merken, dass beruflicher Erfolg alleine uns nicht glücklich macht. Denn: Nüchtern betrachtet bezeichnen wir in der Regel mit „Beruf" lediglich eine Tätigkeit, die wir dauerhaft ausüben, um damit unseren Lebensunterhalt zu verdienen. Wie heißt es so schön: Wir leben nicht, um zu arbeiten, sondern wir arbeiten, um zu leben! Wenn wir unsere Arbeit in diesem Sinne betrachten, erhält sie die rechte Größenordnung in unserem Lebensrad: ein Fünftel.

Gleichzeitig kann der Beruf in meinem Verständnis noch eine weitere Facette bereithalten: Wenn wir unseren Bedürfnissen folgen, kann aus dem Beruf eine Berufung werden, der unser einzigartiges Wesen zum Ausdruck bringt! Denn so, wie jeder Mensch etwas Besonderes ist und einen ganz besonderen Lebensweg hat, so kann auch jeder Mensch im Idealfall zu seiner Berufung finden und diese leben. Manche Menschen sind sich aber gar nicht bewusst, dass in Ihnen etwas ganz Eigenes, Besonderes schlummert und zum Ausdruck gebracht werden will. Stattdessen folgen sie zum Beispiel einer Familientradition, dem Wunsch der Eltern oder einem Berufsbild, das Karriere und Wohlstand verspricht – und überhören dabei ihre eigene Stimme.

Wahre Berufung beginnt allerdings dort, wo Bequemlichkeit aufhört. Sie fordert uns auf, zu träumen, zu wagen, zu handeln. Nur dann können wir unserer

Berufung folgen. Nur so können wir innerlich wachsen und im besten Fall sogar erwachsen werden.

Was auch immer dazu geführt hat, dass Sie den Großteil des Tages eine bestimmte Tätigkeit ausüben, die Sie mehr oder weniger ausfüllt – oder im schlimmsten Fall ausbrennt: Jeder Moment eignet sich, innezuhalten und der inneren Stimme zu lauschen, die Ihnen sagt, was Ihre eigene Arbeit mit Ihnen zu tun hat – und wo Ihre eigentliche Bestimmung liegt. Eine solche Selbstreflexion erhält Ihre Gesundheit, die Freude an Ihrer Arbeit und erhöht Ihre Leistungsfähigkeit. Gefragt sind hier Achtsamkeit, Bewusstheit und Wahrhaftigkeit. Wenn Sie auf Ihre inneren Stimmen hören, können diese zum Erfolgsteam werden und dafür sorgen, dass Sie beruflich wieder für etwas brennen, statt auszubrennen! Die folgende Übungssequenz hilft Ihnen dabei.

*Tipp: Kombinieren Sie die Übungen in diesem Kapitel mit der Meditation **Die innere Stimme wahrnehmen – die wahren Stärken erkennen** auf der beiliegenden CD (Track 3, 9 Min.).*

Berghaltung
(Tadasana)

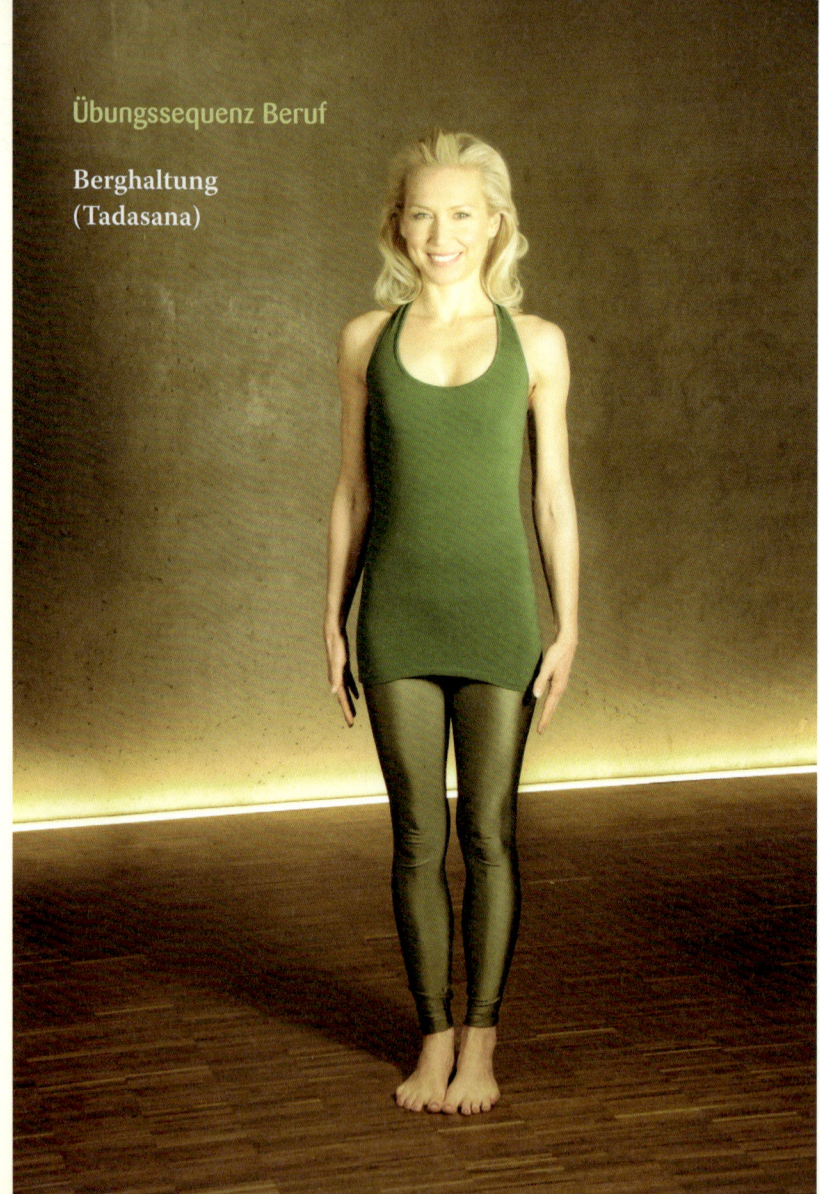

„Es gibt eine seelische Kraft im Universum.
Wenn wir dieser Kraft erlauben,
durch uns zu fließen,
wird sie Resultate erschaffen,
die wie Wunder erscheinen."

MAHATMA GANDHI

Anleitung

Stellen Sie sich aufrecht hin, Ihre Füße befinden sich dicht nebeneinander, die großen Zehen und Fersen berühren sich. Falls Ihnen dies am Anfang schwerfällt, können Sie die Füße etwas voneinander entfernen, um die Balance zu verbessern.

Die Arme befinden sich seitlich mit etwas Abstand neben dem Körper, die Daumen drehen leicht nach außen, geben Sie nun Energie bis in die Fingerspitzen.

Drücken Sie Ihre Füße fest auf den Boden, die Zehen sind dabei etwas gespreizt und fest am Boden verwurzelt, das Gewicht befindet sich jedoch mehr auf den Fersen. Die Schienbeine bewegen sich energetisch gesehen Richtung Waden. Ziehen Sie Ihre Kniescheiben nach oben, sodass sich die Oberschenkelmuskulatur anspannt.

Ziehen Sie Ihr Steißbein nach unten in Richtung Fersen, damit Sie ein Hohlkreuz vermeiden. Heben Sie mit der Einatmung Ihr Brustbein leicht an und der Kopf ist gerade und so ausgerichtet, dass die Kopfkrone in Richtung Decke zeigt. Die ganze Wirbelsäule ist aufrecht. Vielleicht müssen Sie Ihr Kinn leicht Richtung Brustkorb ziehen, damit die Halswirbelsäule gerade bleibt.

Ziehen Sie nun ausatmend den Bauchnabel sanft in Richtung Wirbelsäule. Sie stehen nun fest verwurzelt, sicher gehalten am Boden. Blicken Sie nach vorne gerade aus und atmen Sie ruhig und gleichmäßig.

Wenn Sie die Position auflösen möchten, entspannen Sie den ganzen Körper und schütteln Sie die Beine und Arme aus.

Atmung

Ziehen Sie mit der Einatmung starke und kräftige Energie über die Fußsohlen den ganzen Körper nach oben, verbinden Sie sich mit dieser starken und mächtigen Energie eines Berges. Achten Sie auf Ihre Körperspannung. Machen Sie sich bewusst, dass Sie nichts aus dem Gleichgewicht bringen kann. Die Ausatmung lassen Sie ganz sanft und weich sein, entspannen Sie dabei Ihre Stirn und Ihre Gesichtszüge.

Wirkung

Der Körper wird gestärkt und gekräftigt. Seelisch gesehen balanciert, stabilisiert und harmonisiert die Übung.

Sie schafft innere Klarheit und Ruhe,
fördert Selbst- und Körperbewusstsein und
stärkt das Standvermögen.

Achtung

Seien Sie besonders vorsichtig bei Kopfschmerzen,
niedrigem Blutdruck oder Schwindelgefühl.

Bei Bandscheibenproblemen stellen Sie sich mit dem Gesicht zur Wand und legen Ihre Hände an die Wand.

„Ich bin, der ich bin."
Alternativ: „Ich entlasse alle Menschen aus der Verantwortung für mein Glück und meine Selbstverwirklichung, da ich weiß: Alles ist in mir."

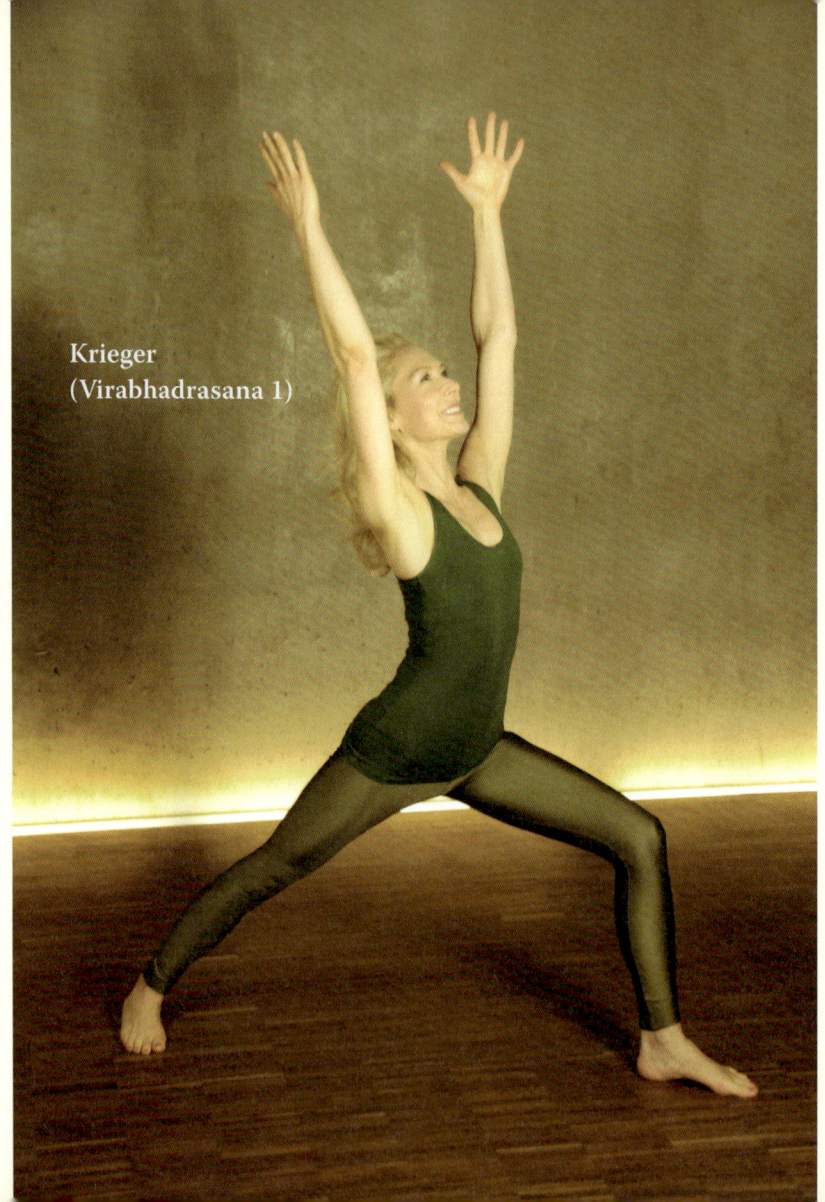

Krieger
(Virabhadrasana 1)

„Stress existiert seit Menschengedenken.
Schon die alten Weisen wussten,
dass die Anforderungen des Alltags Körper und Geist schaden.
Yoga löst den Geist von den Belastungen
und lässt uns dem Stress gelassen begegnen."

B.K.S. IYENGAR

Anleitung

Beginnen Sie diese Übung in Tadasana, der Berghaltung (siehe Seite 88). Platzieren Sie Ihren linken Fuß nun weit nach vorne (einen Meter oder mehr, je nach Beinlänge), verwurzeln Sie den Fuß fest im Boden und aktivieren Sie die Oberschenkelmuskulatur.

Drehen Sie den hinteren Fuß um 45 – 60 Grad nach rechts, beide Fersen sollten nun in einer Linie sein. Das hintere Bein ist durchgestreckt, halten Sie das Knie stabil, der hintere Oberschenkel ist aktiv und die Außenkante des Fußes ist fest am Boden verwurzelt. Die Hüfte, der Brustkorb und die Schultern sind in Richtung des vorderen Beins ausgerichtet.

Mit der Einatmung heben Sie Ihre Arme gerade und parallel nach oben in Richtung Decke, die Arme bleiben etwa in Schulterbreite, aktivieren Sie Ihre Oberarme und bringen Sie Energie bis in die Fingerspitzen hinein. Die Handflächen zeigen nach innen, ziehen Sie Ihre Schultern weg von den Ohren.

Bei der nächsten Ausatmung beugen Sie Ihr vorderes Knie so an, dass das Knie und der Fußknöchel in einer Linie sind. Bringen Sie Gewicht in die Ferse des vorderen gebeugten Beins und aktivieren Sie Ihre Oberschenkelmuskulatur.

Lassen Sie das hintere Bein gestreckt und aktiv. Finden Sie hier Stabilität. Ziehen Sie nun Ihre Schulterblätter leicht nach innen und strecken Sie mit der Einatmung Ihren ganzen Oberkörper nach oben, heben Sie Ihren Brustkorb leicht nach oben und lehnen Sie Ihren Kopf sanft nach hinten, damit Sie auf Ihre Hände schauen.

Achten Sie hier darauf, sich nicht im Nacken zu überdehnen. Um ein Hohlkreuz zu vermeiden, können Sie Ihren Bauch leicht nach innen und Ihr Steißbein in Richtung Boden ziehen.

Da die Übung anstrengend sein kann, achten Sie hier bewusst auf Ihre Atmung. Atmen Sie ruhig ein und aus und verweilen Sie für einige Atemzüge, ca. 15 bis 20 Sekunden.

Wenn Sie die Position auflösen möchten, strecken Sie mit einer Einatmung das vordere Bein und lassen Sie beim Ausatmen die Arme wieder nach unten sinken.

Wiederholen Sie die Übung nun zur anderen Seite.

Spüren Sie in Tadasana nach.

Atmung

Atmen Sie ruhig und sanft über die Nase ein und aus und verbinden Sie sich gedanklich mit der Energie, dem Mut und der starken Zuversicht eines friedvollen Kriegers.

Wirkung

Die Übung hilft im aktuellen Moment zu sein,
bringt Kraft und stärkt das Selbstbewusstsein.

Sie befreit blockierte Atemwege,
kräftigt die Rückenmuskulatur,
dehnt und kräftigt die Extremitäten,
lindert Sodbrennen.

Der Brustkorb öffnet sich und Energie fließt durch den Körper.

Achtung

Seien Sie besonders vorsichtig bei hohem Blutdruck oder
Herzbeschwerden.

Affirmation

„Meine Lebensenergie ist hoch."

Krieger 2 (Virabhadrasana 2)

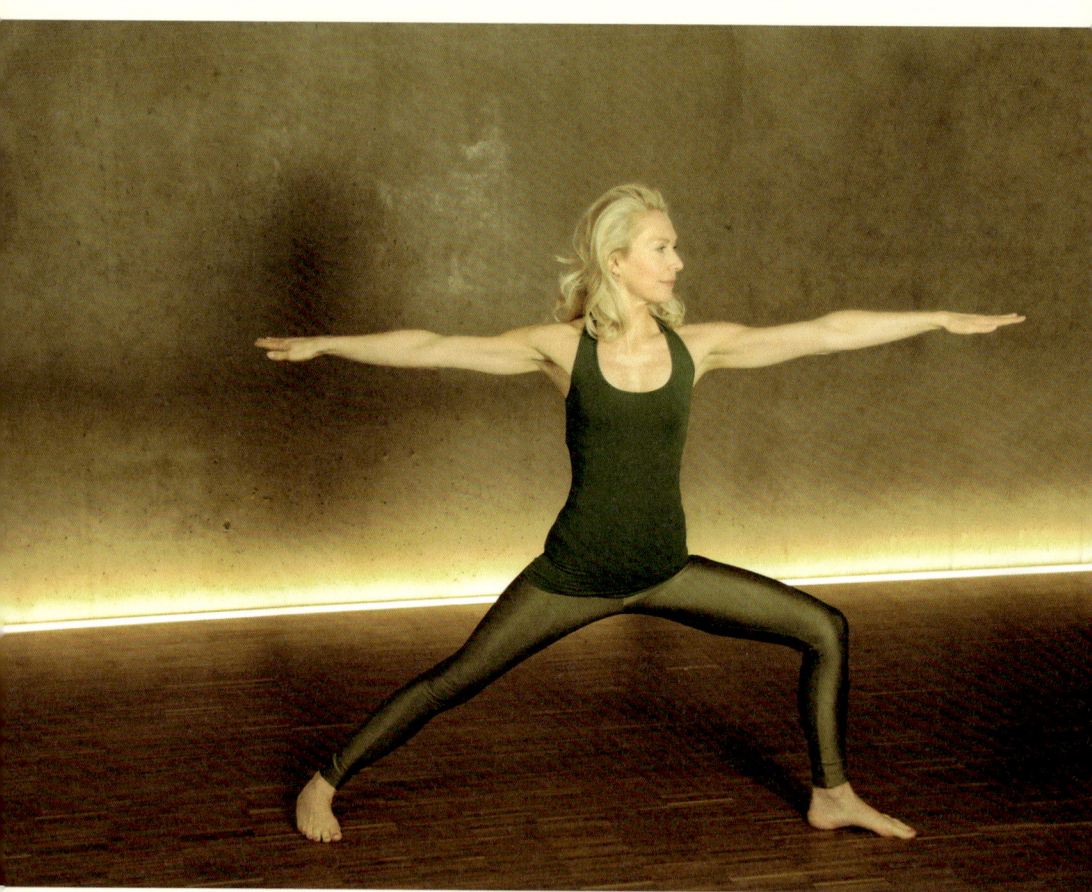

„Ein Mensch,

der durch seine Arbeit in Spannung kommt,

der muss sich auch ent-spannen."

ALEXANDER S. KAUFMANN

Anleitung

Beginnen Sie diese Übung in Tadasana (siehe Seite 88)**.** Ziehen Sie den Körper einatmend nochmals aufrecht in die Länge. Ausatmend grätschen Sie nun Ihre Beine weit zur Seite (einen Meter oder mehr, je nach Beinlänge). Die Zehen, die Hüften und der Oberkörper zeigen gerade nach vorne.

Drücken Sie die Fußaußenkanten nach unten, aktivieren Sie die Oberschenkel und ziehen Sie die Oberschenkelinnenseite energetisch zueinander in Richtung Taille.

Mit der Einatmung strecken Sie Ihre Arme seitlich in Schulterhöhe aus, bringen Sie Energie bis in die Fingerspitzen hinein, die Handflächen zeigen in Richtung Boden. Aktivieren Sie leicht die Oberarmmuskulatur. Öffnen Sie die Schulterblätter und die Brust.

Drehen Sie nun den rechten Fuß um 90 Grad nach rechts aus und den linken Fuß drehen Sie leicht nach innen. Die Fersen sollten nun auf einer Linie sein. Das linke Bein ist durchgestreckt. Halten Sie das Knie stabil, der linke Oberschenkel ist aktiv und die Außenkante des linken Fußes ist fest am Boden verwurzelt.

Beugen Sie nun ausatmend das rechte Knie so, dass das Knie und der Fußknöchel in einer Linie sind, senken Sie die Hüfte leicht ab. Der Oberschenkel ist parallel zum Boden und aktiv.

Drehen Sie den Kopf ausatmend nach rechts und blicken Sie am rechten Arm entlang und visualisieren Sie konzentriert einen Punkt vor Ihnen, der Fokus sollte während der Übung gehalten bleiben. Der Oberkörper bleibt ganz aufrecht und zeigt in die gleiche Richtung wie die Hüften. Ziehen Sie das Steißbein leicht nach unten, damit Sie ein Hohlkreuz verhindern.

Atmen Sie ruhig ein und aus. Verweilen Sie hier für 10 entspannte Atemzüge, etwa 15 bis 20 Sekunden.

Wenn Sie die Position auflösen möchten, strecken Sie mit einer Einatmung das vordere Bein und lassen Sie beim Ausatmen die Arme wieder nach unten sinken.

Wiederholen Sie die Übung nun zur anderen Seite.

Spüren Sie in Tadasana nach.

Atmung
Atmen Sie ruhig durch die Nase ein und aus und verbinden Sie sich mit der Stärke und Standfestigkeit eines friedvollen Kriegers. Ganz fokussiert, konzentriert und voller Selbstbewusstsein in einem schwierigen Moment.

Wirkung
Die Übung stärkt Balance und Standfestigkeit,
schärft die Konzentration,
fördert das Selbstbewusstsein.

Achtung

Seien Sie besonders vorsichtig bei Nackenproblemen. Wenn sich hier Probleme zeigen, lassen Sie den Nacken einfach gerade ohne den Kopf zu drehen.

Bei sehr hohem Blutdruck oder Herzbeschwerden sollten Sie eventuell diese Übung nicht machen oder erst Ihren Arzt um Rat fragen.

Affirmation

„Ich bin sicher und vertraue auf meine Zukunft."
Alternativ: „Ich habe eine wundervolle Arbeit mit toller Bezahlung. Danke dafür!"

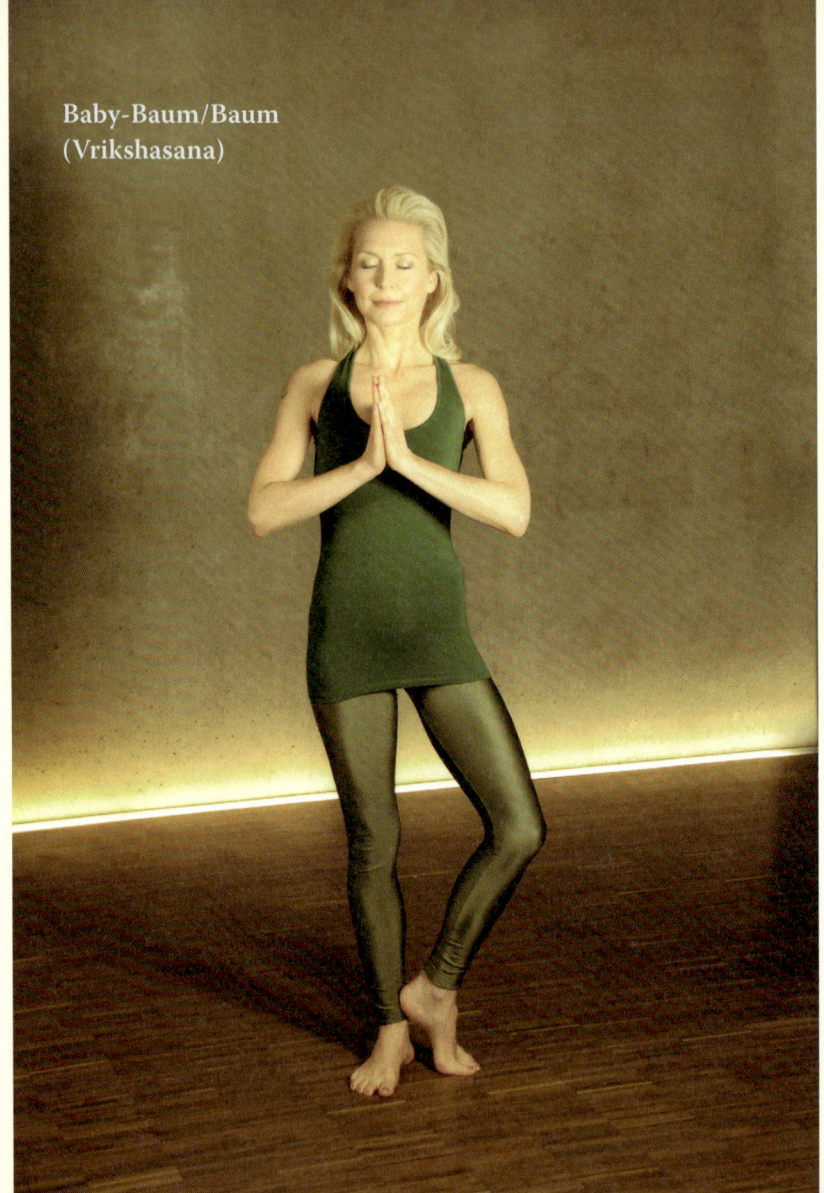

Baby-Baum/Baum
(Vrikshasana)

„Wer in einem Ungleichgewicht lebt,
wird automatisch das Gleichgewicht der Natur erfahren,
denn dieses gleicht alle Energien wieder aus."

THOMAS UND IRENE FREI

Anleitung

Sie beginnen im Stehen, die Füße sind in einem hüftbreiten Abstand, nehmen Sie wahr, auf welchem Bein Sie sicherer stehen. Verlagern Sie Ihr Gewicht auf dieses Bein, verwurzeln Sie die Fußsohle fest in den Boden, aktivieren Sie die Oberschenkelmuskulatur.

Bringen Sie nun die Fußsohle des anderen Beins mit der Ausatmung an den Fußknöchel des Standbeines, pressen Sie die Fußballen in den Boden, drehen Sie das Knie des angewinkelten Beins mit der Ausatmung nach außen, die Hüften und der Oberkörper zeigen jedoch weiterhin parallel nach vorne. Ziehen Sie sich mit der Einatmung nochmals aufrecht in eine Linie. Bringen Sie mit der Ausatmung die Handflächen vor der Brust zusammen.

Heben Sie mit der nächsten Einatmung leicht das Brustbein und ziehen Sie die Schultern sanft in Richtung Hüften nach unten. Der Kopf ist gerade und so ausgerichtet, dass die Kopfkrone in Richtung Decke zeigt. Die ganze Wirbelsäule ist aufrecht. Vielleicht müssen Sie Ihr Kinn leicht in Richtung Brustkorb ziehen, damit die Halswirbelsäule gerade bleibt. Blicken Sie gerade nach vorne und fokussieren Sie einen Punkt, entspannen Sie die Stirn und atmen Sie sanft und ruhig weiter.

Bedenken Sie, falls Sie anfangs ein wenig wackeln, auch der Baum hat einige Zeit gebraucht, um dem Wind standzuhalten.

Wenn Sie sich in diesem Stand sicher fühlen und mehr Herausforderung möchten, schließen Sie während der Übung die Augen. Beobachten Sie hier Ihr heutiges Gleichgewicht mit Gleichmut und schenken Sie sich ein Lächeln. Stellen Sie sich vor, wie Sie mit jeder Einatmung mehr nach oben wachsen und mit jeder Ausatmung verwurzeln Sie noch stärker in den Boden.

Verweilen Sie hier für 10 Atemzüge oder so lange es für Sie angenehm ist.

Wenn Sie die Position auflösen möchten, bringen Sie beim Ausatmen die Hände wieder vor die Brust und bringen Sie beim nächsten Ausatmen das angewinkelte Bein wieder zum Boden zurück.

Wiederholen Sie die Übung nun zur anderen Seite.

Spüren Sie in Tadasana nach (siehe Seite 88).

Atmung

Atmen Sie sanft durch die Nase ein und aus und verbinden Sie sich gedanklich mit der starken Lebenskraft eines Baumes. Spüren Sie die feste Verwurzelung der Füße mit der Erde. Spüren Sie diese Standfestigkeit und lassen Sie die stärkende Energie durch den ganzen Körper nach oben fließen.

Wirkung

Die Übung bringt Balance und
fördert das körperliche, geistige und nervliche Gleichgewicht,
kann helfen, auch im Alltag die innere Balance herzustellen,
gibt Selbstvertrauen und verbessert das Körperbewusstsein.

Achtung

Bei schwachen Sprunggelenken oder schwachen Knien sollten Sie die Übung nur ganz kurz ausführen.

Bei akuten Gelenkentzündungen sollte ein Arzt um Rat befragt werden.

Bei Schwindel können Sie die Asana auch an einer Wand ausführen.

Affirmation

„Ich lerne, auf emotionale Kontakte zu antworten, ohne mich unterlegen zu fühlen. Jetzt."

Gehen Sie von hier aus in Shavasana (siehe Seite 62).

Mentale Übungen zum Beruf:
Die eigene Berufung erforschen

Setzen Sie sich bequem hin und schließen Sie Ihre Augen. Nehmen Sie ein paar tiefe und lange Atemzüge: Beim Ausatmen entspannt sich Ihr Körper vollkommen. Lassen Sie den Kopf leicht nach unten sinken. Lassen Sie sich einige Augenblicke Zeit und erinnern Sie sich an Ihre Kindheit zurück. Was haben Sie am liebsten gespielt? Was hat Sie begeistert? Bei welcher Tätigkeit waren Sie mit vollkommener Hingabe dabei. Was hat Sie dabei berührt? Wie haben Sie sich dabei gefühlt? Frei? Vollkommen im Sein? Ohne Zeitgefühl, einfach im Fluss mit dem Leben? Betrachten Sie dieses Erinnerungsbild aus Ihrer Kindheit nochmals genau und stellen Sie sich folgende Fragen: „Was hat dieses Bild mit meinen Fähigkeiten, meinen Talenten zu tun …? War ich ein Heiler, ein Künstler, ein Anführer, ein Friedenstifter, ein Forscher, ein Abenteurer? Welche Gabe steckt in mir, welchem Ruf in meinem Herzen bin ich als Kind gefolgt? Wie könnte ich dieses Talent im Erwachsenenalter wieder in mein Leben ziehen?"

Übung: **Den Arbeitstag verändern**

Schließen Sie Ihre Augen und konzentrieren Sie sich auf Ihre Atmung. Mit jedem Atemzug werden Sie immer entspannter. Damit sich alle störenden Gedanken entfernen, zählen Sie nun 25 Atemzüge mit, von 25 bis 1 rückwärts. Ihr Kopf und Ihr Geist werden vollkommen frei. Lassen Sie nun vor Ihrem geistigen Auge ein Bild von Ihrem Arbeitsplatz entstehen. Sie können den kommenden Arbeitstag nach Ihrem Wunsch gestalten. Stellen Sie sich eine Uhr vor. Eine große Uhr und es ist zehn Uhr morgens. Visualisieren Sie, wie Sie um diese Uhrzeit Ihre Arbeit erledigen. Erledigen Sie die Aufgaben nun wunschgemäß. Vielleicht mit Leichtigkeit und mit Freude. Alles um Sie herum ist ordentlich und gut sortiert.

Sie haben genug Zeit und es geht alles ganz einfach. Die Menschen, die vielleicht dabei sind, sind höflich und gutgelaunt. Stellen Sie jetzt die Uhr um eine Stunde weiter. Sie fühlen sich vielleicht viel leistungsfähiger, ohne Stress, es ist schon viel erledigt und Sie sind ganz klar und frei im Kopf. Alles läuft wunschgemäß: die Telefonate, die Gespräche mit Kunden, mit den Kollegen. Machen Sie nun so weiter und stellen Sie die Uhr Stunde um Stunde vor und lassen Sie Ihren optimalen Arbeitstag geschehen. Beenden Sie die Übung mit einem inneren Bild der Freude, indem Sie voller Zufriedenheit nach einem optimalen Arbeitstag erfüllt nach Hause gehen. Verweilen Sie einen Augenblick in diesem Gefühl und lassen Sie sich darin treiben, so lange Sie möchten.

Mentale Fragen zum Beruf

Nehmen Sie sich Zeit, um in die Stille zu gehen und um den Zugang zu Ihrer inneren Stimme zu finden. Stellen Sie sich dann folgende Fragen:

Wenn ich genug Geld hätte und es auch keine Rolle spielen würde, wenn ich wüsste, ich kann nicht versagen, was würde ich dann tun, welche Arbeit würde ich machen?
Was wäre ich dann?
Wie fühlt sich das an? Was mache ich dort anders?
Was wäre der erste bzw. nächste Schritt, dort hinzukommen?
Wieso bin ich erfolgreich in meinem Beruf?
Wie fühle ich mich nach einem langen Arbeitstag?
Mit welchem Gefühl gehe ich von der Arbeit nach Hause?
Wo möchte ich beruflich in zwei Jahren stehen?
Was ist mein optimaler Beruf?
Warum folge ich täglich meiner Bestimmung?

Die Finanzen – unser materielles Fundament

Es heißt, dass man mit den eigenen Finanzen umgehen sollte, wie mit einem Partner. Ohne Beziehungspflege ist eine Krise vorprogrammiert: Das eigene Konto rutscht schnell ab in die roten Zahlen – oder aber es führt dazu, dass wir andauernd unbefriedigt sind und das Gefühl haben, dass es nicht reicht, und wir noch mehr brauchen. Eine gesunde Beziehung zu unserem Geld ist ein wichtiger Schritt raus aus dem Burnout, hinein in die spirituelle und finanzielle Freiheit. Dann kommt es nämlich nicht mehr darauf an, wie viel wir haben, sondern wie wir es zu unserer Selbstentfaltung nutzen.

Fälschlicherweise aber setzen wir unsere Finanzen – in erster Linie unser Geld – mehr als genug mit Glück gleich. Dabei ist erwiesen, dass beides sich nur bedingt beeinflusst: Nur für die verlässliche Absicherung der eigenen Grundbedürfnisse macht Geld uns glücklich. Aber alles, was wir darüber hinaus haben, hat nichts mehr damit zu tun, ob wir glücklich sind oder nicht. Es ist eine Vorstellung, dass wir glücklicher wären, wenn wir viel Geld besitzen würden. Paradoxerweise steigt bei vielen Menschen mit der Zunahme des Geldes die Sorge darum, es wieder verlieren zu können. Menschen, die lange den Wunsch nach mehr Reichtum hatten und plötzlich durch ein Erbe viel Geld erhalten, sind erfahrungsgemäß damit überfordert. Sie haben Sorge, betrogen zu werden, keine passende Investition zu finden oder neuerdings nur noch ihres Geldes wegen geliebt zu werden.

Vor diesem Hintergrund lohnt es, sich selbst einmal die eigene Haltung und innere Überzeugung bewusst zu machen und damit einhergehend sich mit seinen Glaubenssätzen – den bewussten und auch den unbewussten – auseinanderzusetzen. Den Stellenwert des Geldes für uns selbst und in unserem Leben nachhaltig zu justieren, trennt die Spreu vom Weizen.

Wenn wir unser eigenes Finanzfeld ganz bewusst beleuchten, können wir unabhängig vom Geld die Selbstachtsamkeit und die Selbstwertschätzung auf die rechte Basis stellen. Was brauche ich wirklich? Was ist mir was wert? Anstelle eines weiteren Konsumgutes benötige ich möglicherweise eher Zuspruch von einem Freund? Oder einfach nur in der Natur durchzuatmen, dort zur Ruhe kommen? Natürlich ist Geld für den Lebensunterhalt notwendig. Darüber hinaus erfüllt Geld kurzfristig Wünsche und eröffnet uns viele Möglichkeiten zur Regeneration, zur Weiterentwicklung. Glück erfahren wir aber unabhängig davon primär aus unserem inneren Reichtum heraus. Die folgende Übungssequenz unterstützt Sie darin, Ihr Verhältnis zum Geld auf gesunde Beine zu stellen.

Tipp: Kombinieren Sie die Übungen in diesem Kapitel mit der Meditation **Die innere Stimme wahrnehmen – die wahren Stärken erkennen** *auf der beiliegenden CD (Track 3, 9 Min.).*

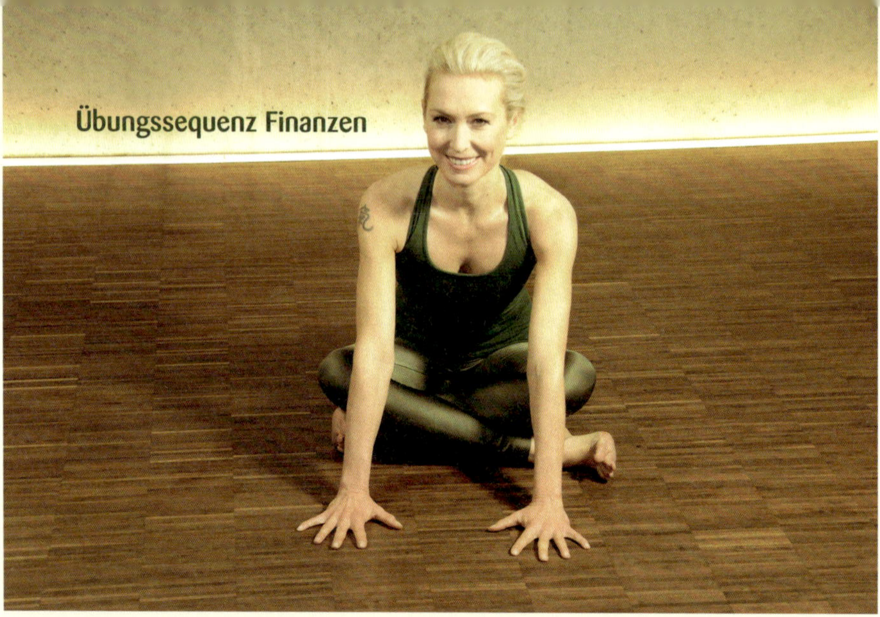

Square (Quadrat)

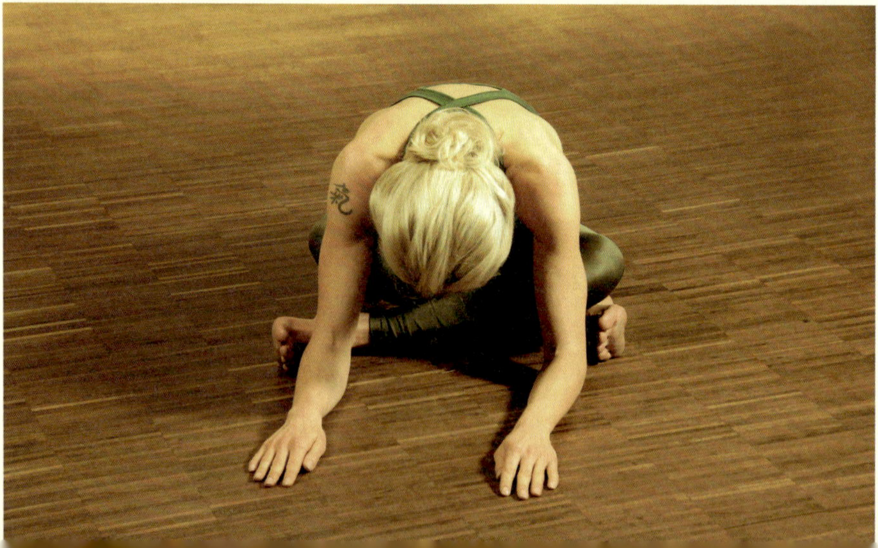

„Betrachte einmal die Dinge von einer anderen Seite,
als du sie bisher sahst,
denn das heißt ein neues Leben beginnen."

MARC AUREL

Anleitung

Beginnen Sie im Schneidersitz in einer aufrechten Sitzposition, ziehen Sie die Pobacken mit den Händen noch einmal jeweils zur Seite oder nach hinten. Sie können sich auch auf eine zusammengerollte Decke oder ein Kissen setzen.

Schieben Sie nun die Füße so weit nach außen, dass das rechte Schienbein waagerecht nach vorne zeigt und das linke Schienbein direkt davor liegt. Der linke Fußknöchel liegt unmittelbar vor dem rechten Knie. Falls Sie empfindliche Fußknöchel haben, legen Sie sich eine weiche Decke darunter. Die Unterschenkel liegen in der Position annähernd parallel. Falls Schmerzen in den Knien entstehen sollten, kommen Sie wieder in den Schneidersitz zurück und üben Sie im Schneidersitz weiter.

Legen Sie die Hände seitlich neben den Oberschenkeln oder vor den Schienbeinen ab und bleiben Sie mit erhöhtem Oberkörper sitzen, entspannen Sie sich in die Position hinein, ohne Muskelkraft und schließen Sie ihre Augen.

Für eine intensivere Dehnung gehen Sie mit der Ausatmung vorsichtig in eine Vorbeuge und legen die Unterarme vor den Füßen ab, falls es der Nacken erlaubt, ziehen Sie das Kinn zum Brustkorb.

Verweilen Sie hier 3 bis 5 Minuten. Achten Sie auf Ihre Grenzen! Weniger ist oft mehr! Es geht hier nicht darum, die perfekte Position zu finden, sondern um die Erforschung der optimalen Position, die Ihnen ganz persönlich gut tut, ohne dass Sie in Druck oder Stress geraten.

Wenn Sie die Position verlassen möchten, geben Sie Gewicht in die Hände und rollen den Rücken langsam Wirbel für Wirbel nach oben. Strecken Sie beide Beine nach vorne aus.

Wiederholen Sie nun die Übung zur anderen Seite.

Atmung

Atmen Sie ruhig durch die Nase ein und lenken Sie den Atem mit der Einatmung in den Beckenraum, zu Ihren Hüften, und stellen Sie sich vor, wie Sie den gesamten Beckenraum mit stärkender Energie und vitaler Lebenskraft ausfüllen. Mit jeder Ausatmung entspannen Sie immer mehr in die Position hinein.

Machen Sie sich bewusst, dass Ihr Becken symbolisch für die materielle Basis im Leben steht. Füllen Sie diesen Raum deshalb ganz bewusst mit Atem aus. Je besser die Verbindung zu Ihrem Becken ist, je bewusster Sie es wahrnehmen, desto wahrscheinlicher ist es, dass Sie sich materiell auf eine gesunde und solide Basis verlassen können.

Wirkung

Die Übung öffnet die Hüfte und
bewirkt eine starke Außenrotation der Hüfte.

Sie dehnt die Lendenwirbelsäule beim Vorbeugen und
ist eine gute Vorbereitung für die Lotushaltung.

Achtung

Seien Sie besonders vorsichtig bei empfindlichen Fußknöcheln,
Hüftschmerzen oder
Knieproblemen – es darf kein Druck auf den Knien entstehen in der Übung!

Affirmation

„Mein Lebensweg ist geebnet für Erfolg, Fülle und Reichtum."
Alternativ: „Das Leben ist großzügig zu mir."

Ausgleichsposition: Scheibenwischer (oder Balasana)

Sie sitzen mit aufrechtem Oberkörper und stützen Ihre Hände hinter dem Gesäß ab. Stellen Sie die Füße auf, etwas breiter als hüftbreit voneinander entfernt. Lassen Sie nun beide Knie abwechselnd zu einer Seite sinken.

Versuchen Sie auch in dieser Position ganz bewusst Ihre Basis wahrzunehmen und den Kontakt zum Boden zu spüren. Können Sie Ihre Sitzhöcker wahrnehmen? Können Sie Ihren Beckenboden spüren, während Sie ein- und ausatmen?

Bleiben Sie für 5 bis 10 Atemzüge in der Haltung.

Reh (Deer Pose)

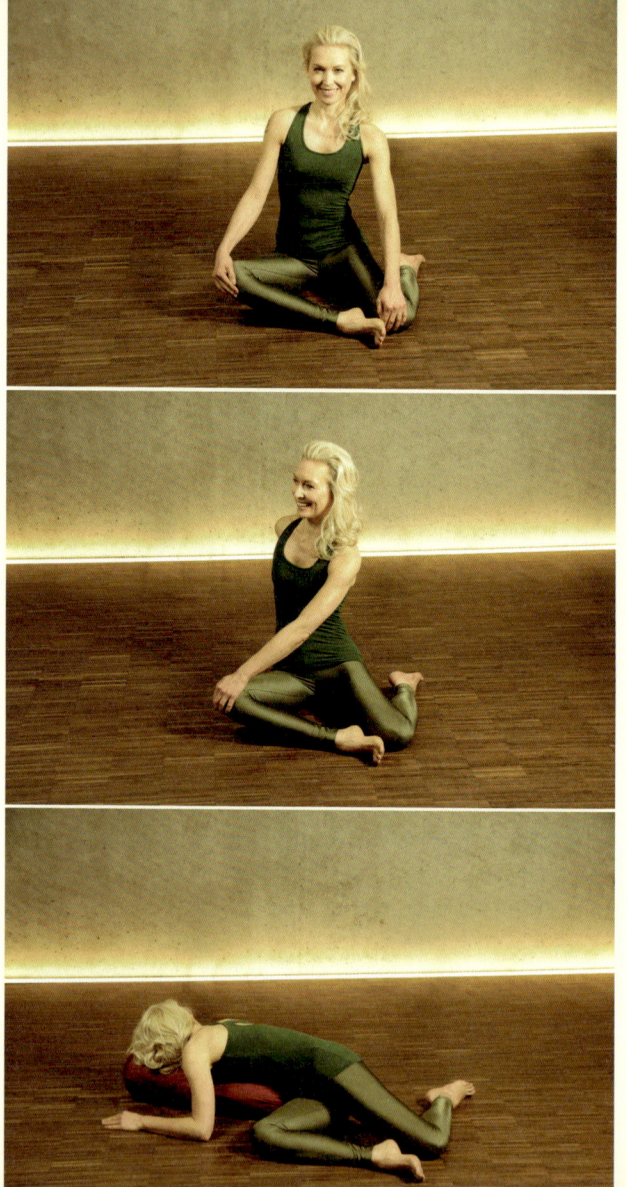

„Der erste Schritt in die Freiheit ist, wertfrei anzunehmen,
was wir bewerten, und damit für einen Augenblick
zum bedingungslosen Beobachter zu werden."

THOMAS FREI

Anleitung

Sie beginnen auf dem Boden aufrecht sitzend, die Beine sind in der Schmetterlingspose (die Fußsohlen berühren sich und die Knie kippen zur Seite). Ziehen Sie die Pobacken mit den Händen noch einmal jeweils zur Seite oder nach hinten. Sie können sich auch auf eine zusammengerollte Decke oder ein Kissen setzen.

Winkeln Sie nun ein Bein nach hinten an, sodass die Innenseite des Oberschenkels sowie das Schienbein oder die Innenseite des Unterschenkels auf dem Boden liegen. Die Zehenspitzen des nach hinten angewinkelten Beins zeigen nach hinten oder die Fußinnenkante berührt den Boden. Verändern Sie nun die Position des vorderen Beines so, dass die Fußsohle ungefähr auf Höhe des Knies des nach hinten gebeugten Beins liegt.

Das Knie des vorderen Beins darf sich leicht vom Boden abheben, bei Knieproblemen legen Sie einen Yogablock unter den Oberschenkel. Legen Sie nun die Hände auf den Knien oder seitlich neben dem Körper ab. Versuchen Sie mit beiden Sitzhöckern am Boden verwurzelt zu bleiben und entspannen Sie sich in diese Position hinein.

Falls Sie in eine Drehung gehen möchten, ziehen Sie sich zuerst nochmals einatmend mit dem Oberkörper in die Länge und drehen Sie dann ausatmend

Ihren Oberkörper in Richtung des Knies des vorderen Beins. Stützen Sie die gegenüberliegende Hand an diesem Knie ab und die hintere Hand in der Nähe des Gesäßes. Drehen Sie Ihren Kopf nur soweit, wie es für die Halswirbelsäule und den Nacken entspannt ist.

Schließen Sie die Augen und verweilen Sie hier 3 bis 5 Minuten.

Wechseln Sie dann die Position zur anderen Seite.

Falls Sie in eine entspanntere Variation gehen möchten, platzieren Sie eine Yogarolle neben der Hüfte des vorderen Beins und legen Sie sich dann ausatmend mit dem Oberkörper auf der Rolle ab. Die Pobacken dürfen sich dabei vom Boden lösen. Die Arme liegen ganz entspannt rechts und links neben der Rolle. Legen Sie eine Schläfe sanft auf der Rolle ab.

Verweilen Sie hier für 3 bis 10 Minuten oder auch gerne länger, je nach Entspannungsbedürfnis.

Wenn Sie die Position verlassen möchten, verwurzeln Sie die Hände fest am Boden und drücken Sie sich mit der Einatmung langsam wieder nach oben und drehen mit der Ausatmung den Oberkörper wieder mittig, strecken die Beine gerade nach vorne aus.

Wechseln Sie auch hier die Position zur anderen Seite und legen Sie dann auch die andere Schläfe auf der Rolle ab.

Atmung

Atmen Sie ruhig ein und aus, und beobachten Sie Ihren Atem ohne Anstrengung – im Hier mit der Einatmung und im Jetzt mit der Ausatmung

Wirkung

Die Übung öffnet die Hüften innen und außen,
wirkt auf die Außen- und auch auf die Innenrotation des Hüftgelenks,
verbessert die Verdauung,
hilft die Symptome in den Wechseljahren zu mildern,
lindert Schmerzen im Nacken und im unteren Rücken.

Achtung

Seien Sie besonders vorsichtig bei Kopfschmerzen,
zu hohem oder zu niedrigem Blutdruck oder Knieproblemen.

Bei Hüftschmerzen ist eine kürzere Verweildauer angeraten.

Affirmation

„Ich bin glücklich und erfolgreich."

Ausgleichsposition: Scheibenwischer (oder Balasana)

Sie sitzen mit aufrechtem Oberkörper und stützen Ihre Hände hinter dem Gesäß ab. Stellen Sie die Füße auf, etwas breiter als hüftbreit voneinander entfernt. Lassen Sie nun beide Knie abwechselnd zu einer Seite sinken.

Bleiben Sie für 5 bis 10 Atemzüge in der Haltung.

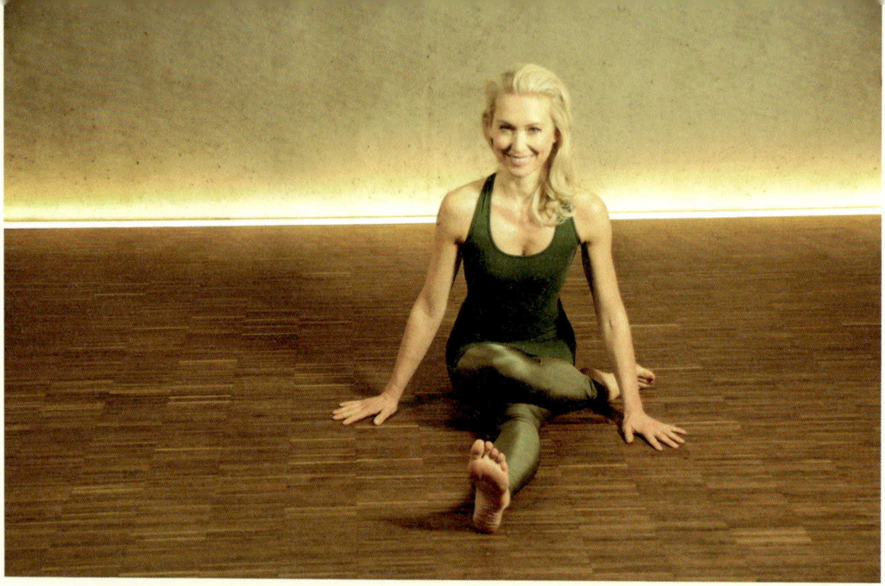

Halber Schnürsenkel (halbes Gomukhasana)

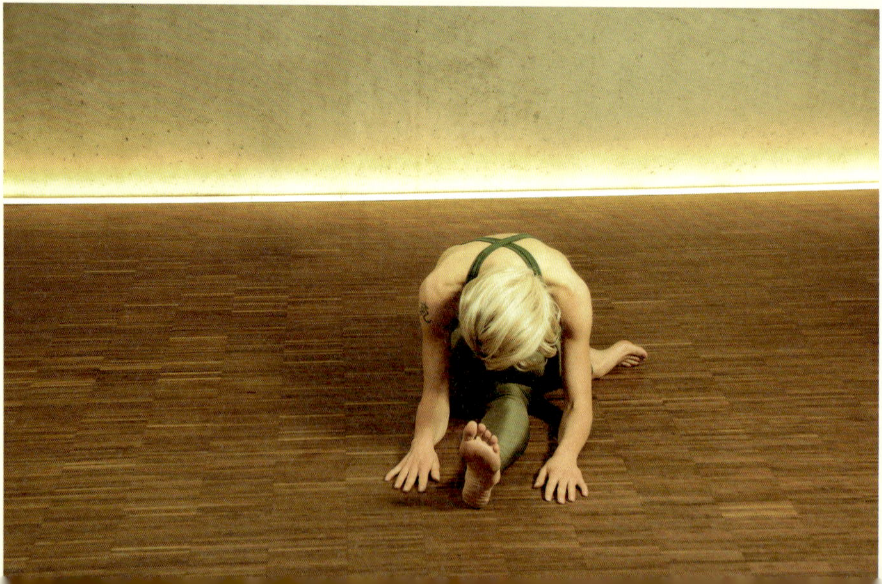

„Wenn du es erträumen kannst,
kannst du es auch.“

WALT DISNEY

Anleitung

Sie sitzen auf dem Boden. Der Oberkörper ist aufgerichtet. Beide Beine liegen nach vorne ausgestreckt auf dem Boden. Das Gewicht ist auf beiden Sitzhöckern gleichermaßen verteilt. Ziehen Sie die Pobacken mit den Händen noch einmal jeweils zur Seite oder nach hinten. Sie können sich auch auf eine zusammengerollte Decke oder ein Kissen setzen.

Winkeln Sie nun ein Bein an und legen Sie ausatmend dieses Knie über das Knie des ausgestreckten Beins. (Falls Sie hier zu viel Dehnung verspüren, legen Sie eine gerollte Decke unter die Kniekehle des ausgestreckten Beins.)

Falls zu viel Abstand zwischen den Knien sein sollte, legen Sie eine gerollte Decke zwischen die beiden Knie. Der Fußknöchel des oberen, angewinkelten Beins liegt am Boden bzw. die Zehenspitzen zeigen zur Seite oder nach hinten Richtung Gesäß. (Bei empfindlichen Fußknöcheln können Sie eine weiche Decke auf den Boden legen).

Stützen Sie beide Hände vor oder neben dem Körper ab und beugen Sie Ihren Oberkörper mit der Ausatmung langsam und nur soweit es Ihnen möglich ist nach vorne, achten Sie hier auf Ihre Grenze!!!

Entspannen Sie hier Ihr vorderes Bein und Ihren angewinkelten Oberschenkel, falls der Nacken es erlaubt, können Sie nun das Kinn Richtung Brustkorb ziehen und den Rücken ganz rund werden lassen.

Falls es Ihr Körper erlaubt und Sie tiefer in die Position eintauchen möchten, kommen Sie mit der Ausatmung noch weiter in eine Vorbeuge und legen Sie Ihre Arme neben dem Schienbein ab.

Schließen Sie die Augen und verweilen Sie hier für 3 bis 5 Minuten (oder auch länger).

Wenn Sie die Position verlassen möchten, drücken Sie die Hände fest in den Boden und rollen Sie einatmend den Rücken Wirbel für Wirbel auf und strecken beide Beine nach vorne aus.

Führen Sie dann die Position zur anderen Seite aus.

Atmung

Atmen Sie durch die Nase ein und aus und entspannen Sie mit der Ausatmung das ausgestreckte Bein und den angewinkelten Oberschenkel immer mehr. Verschmelzen Sie mit dem Gefühl des tiefen Loslassens.

Wirkung

Die Übung öffnet die Hüfte und
dehnt die Lendenwirbelsäule beim Vorbeugen.

Achtung

Seien Sie besonders vorsichtig bei Knieproblemen,
empfindlichen Fußknöcheln,
Hüftschmerzen,
Bandscheibenerkrankungen,
tiefen Krampfadern oder
starken Durchblutungsstörungen in den Beinen.

Vorsicht in der Schwangerschaft, nach dem ersten Trimester nicht in die Vorbeuge gehen.

Affirmation
„Ich erlaube mir ein Leben in Fülle."

Ausgleichsposition: Scheibenwischer (oder Balasana)
Sie sitzen mit aufrechtem Oberkörper und stützen Ihre Hände hinter dem Gesäß ab. Stellen Sie die Füße auf, etwas breiter als hüftbreit voneinander entfernt. Lassen Sie nun beide Knie abwechselnd zu einer Seite sinken.

Bleiben Sie für 5 bis 10 Atemzüge in der Haltung.

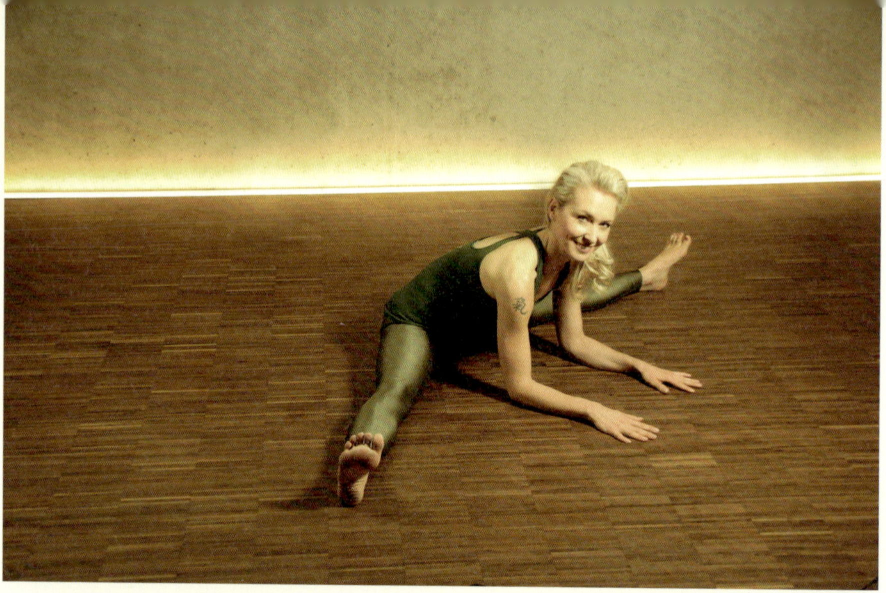

Libelle (Upavistha Konasana)

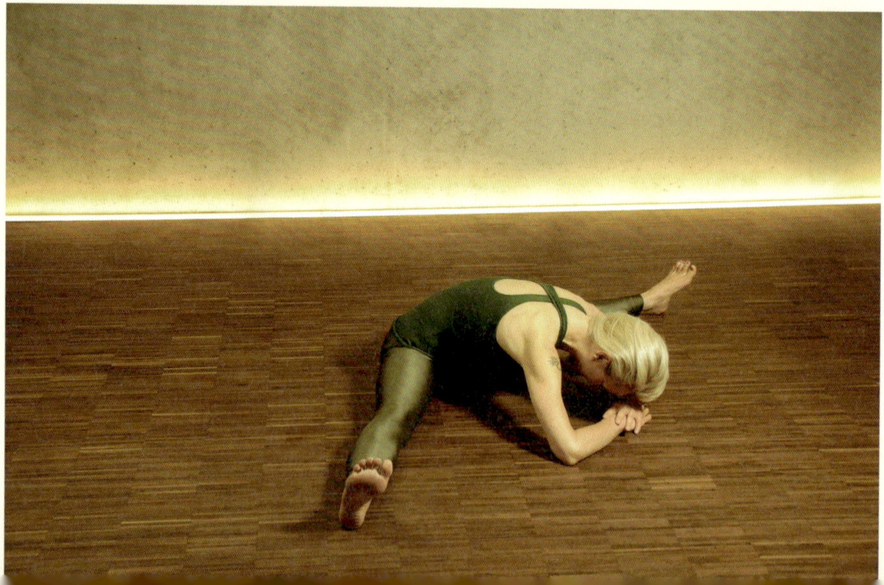

„Dein Leben wird von deinem höheren Selbst entworfen. Genieße es!"

HARRY PALMER

Anleitung

Beginnen Sie im Sitzen. Der Oberkörper ist aufgerichtet. Die Beine liegen seitlich weit in einer Grätsche ausgestreckt auf dem Boden. Das Gewicht ist auf beiden Sitzhöckern gleichermaßen verteilt. Ziehen Sie die Pobacken mit den Händen noch einmal jeweils zur Seite oder nach hinten. Sie können sich auch auf eine zusammengerollte Decke oder ein Kissen setzen.

Bei verkürzter Oberschenkelmuskulatur ist es möglich die Knie leicht zu beugen oder eine gerollte Decke unter die Kniekehlen zu legen. Die Füße bleiben dabei entspannt.

Stützen Sie nun Ihre Hände etwas vor Ihnen auf dem Boden ab und kommen Sie ausatmend mit rundem Oberkörper leicht nach vorne und schließen Sie die Augen. Sie können auch eine Yogarolle diagonal vor Ihnen aufstellen und die Stirn am oberen Ende abstützen.

Falls es Ihr Körper erlaubt und Sie in eine intensivere Dehnung gehen möchten, legen Sie die Arme dort ab, wo es sich für Ihren Körper angenehm anfühlt. Falls der Nacken es erlaubt, kann das Kinn leicht Richtung Brustkorb gezogen sein.

Verweilen Sie hier entspannt für 3 bis 5 Minuten oder auch länger.

Wenn Sie die Position verlassen möchten, drücken Sie die Hände fest in den Boden und rollen Sie den Rücken mit der Einatmung langsam Wirbel für

Wirbel wieder nach oben. Greifen Sie nun mit Ihren Händen unter die Knie-kehlen und winkeln Sie die Knie wieder leicht an. Strecken Sie die Beine gerade nach vorne aus.

Atmung

Beobachten Sie mit der Einatmung das Heben des unteren Bauches und mit der Ausatmung das entspannte Senken des unteren Bauches. Der Atmen geschieht von ganz alleine, er kommt und geht ganz automatisch, ohne Anstrengung.

Wirkung

Die Übung dehnt die Lendenwirbelsäule,
öffnet die Hüfte sowie die Leisten,
dehnt die Innenseiten und Rückseiten der Oberschenkel,
dehnt die Kniekehlen.

Sie ist eine Massage für die Unterleibsorgane,
entspannt die Bauchorgane,
beruhigt den Geist,
hilft bei Schlafstörungen,
stimuliert die Eierstöcke,
lindert Stress und
wirkt bei Ischiasproblemen.

Tipp für Schwangere: Regelmäßig ausgeübt erleichtert diese Übung den Geburts-prozess.

Seien Sie besonders vorsichtig bei Schmerzen im unteren Rücken,
Bandscheibenerkrankungen,
Hüftproblemen oder
Knieschmerzen.

Affirmation

„Für mich ist immer gut gesorgt."
Alternativ: „Alles kommt mühelos zu mir."

Ausgleichsposition: **Knie zum Brustkorb**

Kommen Sie in eine entspannte Rückenlage auf den Boden. Bringen Sie die Knie mit der Ausatmung zur Brust und verschränken Sie die Hände um die Schienbeine. Die Schultern und das Becken entspannen sanft in den Boden.

Bleiben Sie für 5 bis 10 Atemzüge in der Haltung.

Korkenzieher (Jathara Parivartanasana)

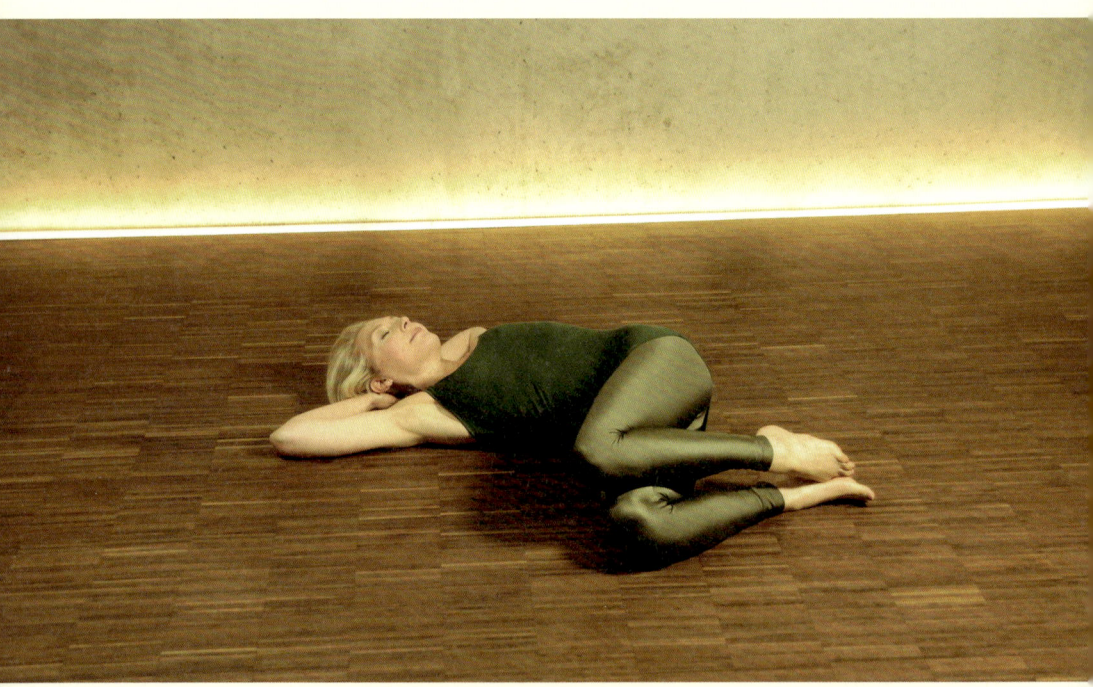

„Wir haben die Kraft,
Realität zu erschaffen.
Warum Grenzen aufbauen,
wenn das Grenzenlose so nahe ist?"

DEEPAK CHOPRA

Anleitung

Sie beginnen in einer entspannten Rückenlage. Die Beine sind in der Position des liegenden Schmetterlings (die Fußsohlen berühren sich und die Knie kippen seitlich nach außen).

Bringen Sie nun Ihre Hände mit ineinander gefalteten Fingern hinter den Nacken und legen Sie Ihren Kopf sanft in den gefalteten Händen ab. Die Daumen sind ungefähr in der Höhe des zweiten Halswirbels und die gebeugten Ellbogen liegen entspannt auf dem Boden. Lassen Sie den Kopf in der Mitte liegen. Falls Ihnen die Position der Arme nicht angenehm ist, strecken Sie die Arme einfach seitlich in Schulterhöhe aus, die Handflächen zeigen dann entspannt zur Decke.

Kippen Sie nun mit der Ausatmung ein Knie zur gegenüberliegenden Seite, sodass nun beide Knie zu einer Seite am Boden abgelegt sind. Die Drehung und Dehnung in der Wirbelsäule verändert sich, je weiter Sie die Knie nach oben oder nach unten ziehen.

Sie können die Position Ihres Kopfes leicht verändern, so wie Sie es als angenehm empfinden.

Schließen Sie die Augen und verweilen Sie hier entspannt für 3 bis 5 Minuten oder auch gerne länger, je nach Ihrem Entspannungsbedürfnis.

Wenn Sie die Position verlassen möchten, kippen Sie mit dem oberen Bein einfach wieder zur anderen Seite und verweilen Sie einen Augenblick im liegenden Schmetterling, um nachzuspüren. Wie fühlt sich meine rechte Körperhälfte im Vergleich zur linken Körperhälfte an? Kann ich einen Unterschied spüren? Kann ich ohne Urteil in der Rolle des Beobachters sein?

Führen Sie die Übung dann noch zur anderen Seite aus.

Atmung

Einatmend fließt der Atem in die gedehnte Rippenseite hinein und ausatmend entspannen Sie den Bereich der Schultern und Arme in den Boden hinein. Erlauben Sie sich genussvoll zu atmen.

Wirkung

Die Übung wirkt entspannend,
stimuliert den Verdauungstrakt und fördert die Entgiftung,
entspannt die Wirbelsäule,
stellt ein Gleichgewicht im Nervensystem her,
massiert die inneren Organe,
hat eine zentrierende Wirkung und
öffnet die Schultern und den Nacken.

Achtung

Seien Sie besonders vorsichtig in der Schwangerschaft,
bei Schulterschmerzen,

Nackenbeschwerden und
sehr starker Menstruation.

Affirmation

„Ich erlaube es mir, reich zu sein."
Alternativ: „Ich weiß stets, dass ich einzigartig begabt bin und in Fülle lebe."

Ausgleichsposition: Knie zum Brustkorb

Bringen Sie nun die Knie mit der Ausatmung zur Brust und verschränken Sie die Hände um die Schienbeine. Die Schultern und das Becken entspannen sanft in den Boden.

Bleiben Sie für 5 bis 10 Atemzüge in der Haltung.

Am Ende der Sequenz in Shavasana entspannen (siehe Seite 62).

Mentale Übungen zu den Finanzen

Geld und der Geldfluss symbolisieren Werte, die einen wunderbaren Spiegel für unseren eigenen Selbstwert darstellen. Wir wünschen uns Wohlstand auf allen Ebenen, haben aber unser Unterbewusstsein nicht auf Erfolg programmiert. Stattdessen ist der Saboteur in uns aktiv. Solange wir innerlich aber davonrennen und die eigenen Überzeugungen zum Thema Finanzen nicht unter die Lupe nehmen, werden wir niemals reich. Die folgenden Übungen helfen Ihnen, etwas Neues zu fühlen, zu entdecken, zu bemerken, das bisher vielleicht verborgen war.

Übung: Die eigene Geldgeschichte betrachten

Schauen Sie sich einmal ganz bewusst das Finanzfeld Ihrer Familie an. Schreiben Sie auf, in welche Familie Sie geboren wurden. Was ist in den ersten 20 Jahren passiert? Wie sind die Eltern mit dem Thema Geld umgegangen? Wer hat Sie in Ihrem Umgang mit Geld besonders geprägt? Wann und wie haben Sie Ihr erstes Geld verdient? Was löst der Gedanke bei Ihnen aus, dass Geld und Glück nur bedingt miteinander zu tun haben? Wie könnten Sie zu Ihrem Glück finden, unabhängig vom Geld?

Übung: Glaubenssätze erkennen zum Thema Geld

Welche Glaubenssätze haben Sie in Bezug auf Geld? Was lösen diese Glaubenssätze in Ihnen aus? Woher kommen diese Glaubenssätze? Wer in meinem Umfeld denkt so? Woher habe ich etwas übernommen?

Lesen Sie sich folgende Glaubenssätze durch:
- Geben ist besser als Nehmen.
- Geld ist Macht.
- Lieber arm und glücklich als reich und unglücklich.

- Geld verdirbt den Charakter.
- Die Armen sind immer die Guten.
- Ich darf als spiritueller Mensch kein Vermögen besitzen.
- Geld ist schmutzig.
- Das kann ich mir nicht leisten.
- So viel Geld habe ich nicht.
- Das ist mir viel zu teuer.

Was bewirken die Sätze in Ihnen? Ein Wohlgefühl, Freiheit, Leichtigkeit, Freude, Sicherheit ? Nehmen Sie genau wahr, was jeder Satz in Ihnen auslöst. Nehmen Sie das Gefühl ganz genau wahr. Wo zeigt es sich, wie zeigt es sich?

Wiederholen Sie die Übung nun mit positiven Glaubenssätzen
- Ich habe immer viel mehr Geld als ich brauche.
- Geld fließt ganz leicht zu mir.
- Geld ist im Überfluss vorhanden.
- Ich ziehe das Geld an, weil ich es wert bin!
- Ich verdiene es, wohlhabend und reich zu sein.
- Ich bin finanziell vollkommen frei.

Übung: **Gönnen Sie sich Wohlstand**

Setzen Sie sich bequem hin und schließen Sie Ihre Augen. Beobachten Sie für eine Weile Ihren Atem. Lassen Sie sich in dem Gefühl der Entspannung treiben. Begeben Sie sich nun mit Ihrer geistigen Vorstellungskraft an einen Ort, an dem Sie sich vollkommen wohl fühlen. Einen Ort, der tiefe Geborgenheit und Zufriedenheit in Ihnen auslöst. Bemerken Sie, das sich ausbreitende Wohlgefühl in jeder Zelle Ihres Körpers. Lassen Sie nun einen Film vor Ihrem geistigen Auge ablaufen. Es ist Ihr ganz eigener Film. Sie selbst schreiben das

Drehbuch. Sie selbst sind der Regisseur, der Schöpfer Ihres Lebens. Stellen Sie sich Ihr Leben vor, mit Ihrer Familie, Ihren Freunden, Ihren Wegbegleitern. Es geht Ihnen richtig gut. Sie besitzen alles, was Sie im Leben brauchen. Es ist alles da. Nichts fehlt. Falls Sie etwas brauchen sollten, wird es Ihnen sofort gegeben.

Erlauben Sie sich, die Szenen zu fühlen. Verbinden Sie sich mit dem hier entstehenden Wohlgefühl. Vielleicht ist es ein Gefühl von Freiheit, von Weite, von Sicherheit. Wie fühlt es sich an, im Wohlstand zu leben? Erlauben Sie sich nun folgende Affirmationen im Geiste zu wiederholen: „Jeden Tag fühle ich mich wohler und werde wohlhabender. Jeden Tag erlaube ich mir Wohlstand, jeden Tag wird mein Leben besser." Erlauben Sie sich nun auch die Dankbarkeit für diesen Wohlstand in Ihrem Leben zu fühlen: „Danke, Danke, Danke!"

Mentale Fragen zum Geld:

Nehmen Sie sich hin und wieder Zeit, um sich Ihren Bezug zum Geld bewusst zu machen. Fragen Sie sich, wie viel Sie wirklich brauchen, um glücklich zu sein.

Wie fühlt es sich an finanziell unabhängig und frei zu sein?
Wieso liebe ich das Geld? Warum bin ich ein Geldmagnet?
Was ist Geld für mich? Welche Energie hat Geld für mich?
Hat mein Finanzfeld etwas mit meiner eigenen Wertschätzung zu tun?
Warum fühle ich mich reich? Warum fühle ich mich arm?
Welche Bedeutung hat Geld für mich? Erlaube ich es mir, reich zu sein?
Warum will ich mehr Geld haben, was will ich damit in meinem Leben manifestieren? Welche Bedeutung hat Geld für mich?

Nehmen Sie sich in Zukunft achtsamer im Umgang mit Geld wahr, um die Dynamik zu durchschauen und den Weg zu einem glücklichen Leben zu ebnen!

Die Selbsterkenntnis – unser höheres Ziel

Die Selbsterkenntnis spielt im Yoga eine genauso wichtige Rolle wie beim Weg aus dem Burnout. Selbsterkenntnis bedeutet, dass wir uns selbst immer besser kennenlernen. Zur Selbsterkenntnis braucht es eine bestimmte Motivation sowie die Fähigkeit und die Bereitschaft, über uns nachzudenken – und zwar möglichst aus einer Beobachterperspektive. Denn nur so bekommen wir eine Distanz zu uns selbst – und all unseren Licht- und Schattenseiten. Bei der Selbsterforschung sind wir aufgefordert, beide Seiten eingehend zu beleuchten und uns so allmählich und schließlich wirklich in der Gänze anzunehmen.

Dies ist wichtig, um zu verstehen, wie wir im Alltag reagieren. Selbsterkenntnis bedeutet, dass wir ehrlich zu uns selbst sind. Sie bringt eine nachhaltige Klarheit über uns selbst mit und begünstigt Authentizität. So wird es leichter, mit dem umzugehen, was das Leben bringt, und sein Leben selbstverantwortlich und selbstbestimmt zu führen.

Auf dem Weg zur Selbsterkenntnis erkennen wir, dass unser Leben ein wahrer Spiegel unseres Denkens und Fühlens ist. Dabei bleibt es nicht aus, in die Stille zu gehen und nach innen zu lauschen. Die folgende Übungssequenz hilft Ihnen dabei, sich selbst zu erkennen – und zu leben.

*Tipp: Kombinieren Sie die Übungen in diesem Kapitel mit der Meditation **Die Reise zum inneren Garten** auf der beiliegenden CD (Track 4, 12 Min.).*

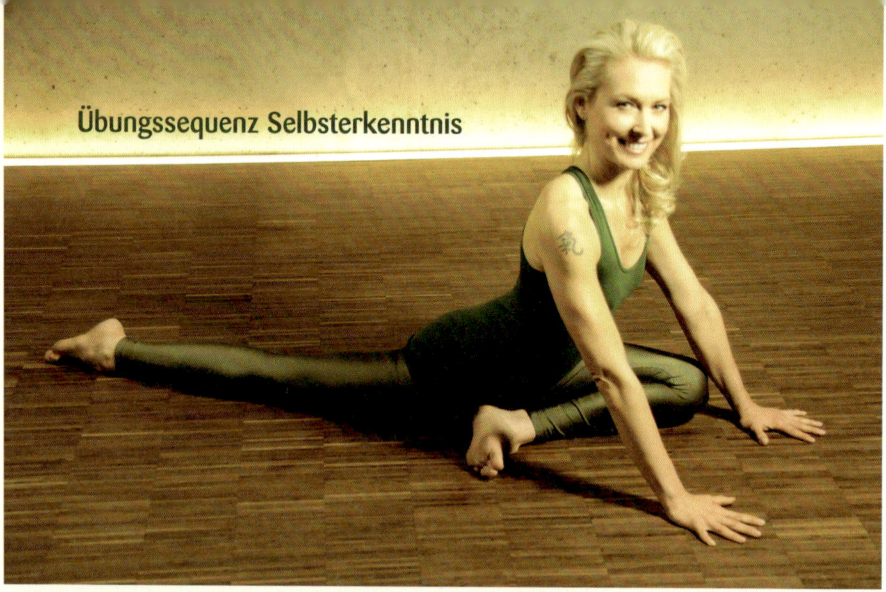

Schwan, schlafender Schwan (Eka Pada Raja Kapotanasana)

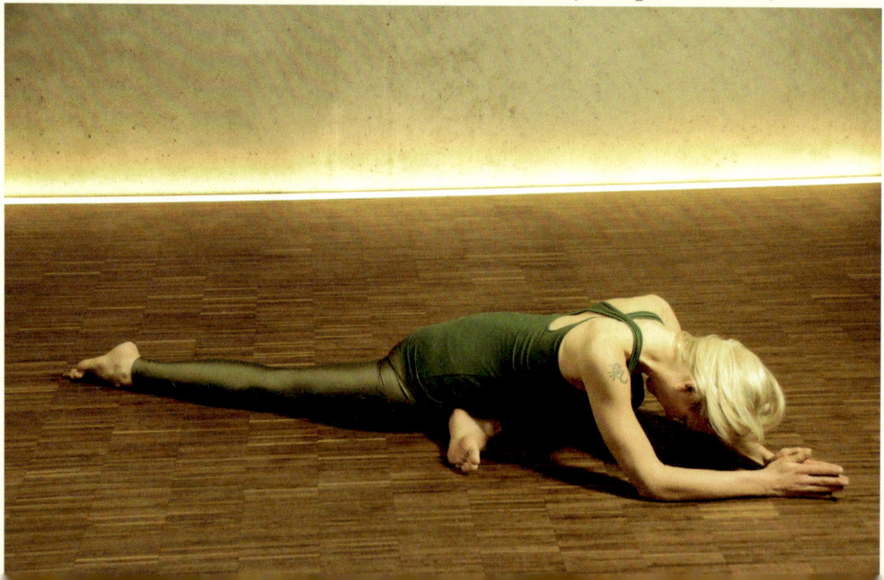

„Die Neigung, durch Gefühle und Gedanken
in Verwicklungen zu geraten, endet,
wenn der unveränderliche Kern des eigenen Selbst erfasst wird."
YOGASUTRA

Anleitung

Sie beginnen in der Stellung des Kindes, Balasana. Verweilen Sie hier für 5 entspannte Atemzüge.

Kommen Sie nun mit der Einatmung hoch in den „Vierfüßlerstand" (die Knie, Schienbeine und Fußrücken berühren den Boden, die Hände sind fest am Boden verwurzelt, der Abstand dazwischen ist schulterbreit, die Arme sind gestreckt, achte in dieser Position darauf, dass die Hände unter den Schultern und die Knie unter den Hüftgelenken stehen).

Bringen Sie nun mit der Ausatmung Ihr rechtes Knie in Richtung der rechten Handwurzel nach vorne, der Fuß geht in Richtung linke Hand. Finden Sie einen Winkel, der für Ihr Knie angenehm ist und legen Sie die Außenseite des Unterschenkels am Boden ab (je weiter der Unterschenkel waagrecht nach vorne abgelegt ist, desto stärker ist auch die Dehnung). Für eine leichtere Dehnung kommen Sie mit dem Fuß mehr in Richtung Becken. Strecken Sie das hintere Bein lang aus. Die Hüften sollten ungefähr auf einer Höhe sein.

Legen Sie sich nun mit der Ausatmung langsam soweit mit Ihrem Oberkörper nach vorne ab, wie es für Sie angenehm ist. Sie können z. B. Ihre Stirn auf die gefalteten Hände legen oder Ihren Oberkörper auf einer Yogarolle ablegen.

Schließen Sie die Augen und verweilen Sie hier 3 bis 5 Minuten oder auch gerne länger, je nach Entspannungsbedürfnis.

Wenn Sie die Position verlassen möchten, bringen Sie Gewicht auf Ihre Hände und richten Sie mit der Einatmung den Oberkörper langsam wieder auf.

Führen Sie die Übung auch zur anderen Seite aus.

Atmung
Atmen Sie in den Bauch und spüren Sie das Heben und Senken des Bauches in Richtung des angewinkelten Oberschenkels. Vielleicht nehmen Sie mit der Zeit den beruhigenden Rhythmus Ihres Herz- oder Pulsschlags war.

Wirkung
Die Übung öffnet die Hüften,
lindert Stress,
ist eine Massage für die Bauchorgane,
hilft Anspannungen abzubauen und
bringt innere Ruhe.

Achtung
Seien Sie besonders vorsichtig bei Knieproblemen,
Hüftschmerzen und
Schmerzen im unteren Rücken.

Affirmation
„Mir wird klar gezeigt, was die Wahrheit meiner Situation ist."
Alternativ: „Ich bin frei durch die Freiheit meines Geistes."

Setzen Sie sich auf die Fersen und bringen Sie die Knie eng zusammen. Stützen Sie die Hände am Boden neben den Knien ab und lassen Sie dann den Oberkörper sanft mit der Ausatmung nach vorne auf die Oberschenkel sinken. Die Stirn berührt den Boden und die Arme liegen locker nach hinten neben den Beinen. Die Handflächen sind nach oben geöffnet. (Falls die Stirn nicht am Boden ankommt, machen Sie mit den Händen ein Kissen und legen Sie Ihre Stirn darauf ab.) Versuchen Sie, das Gesäß auf den Fersen abzulegen.

Bleiben Sie für 5 bis 10 Atemzüge in der Haltung.

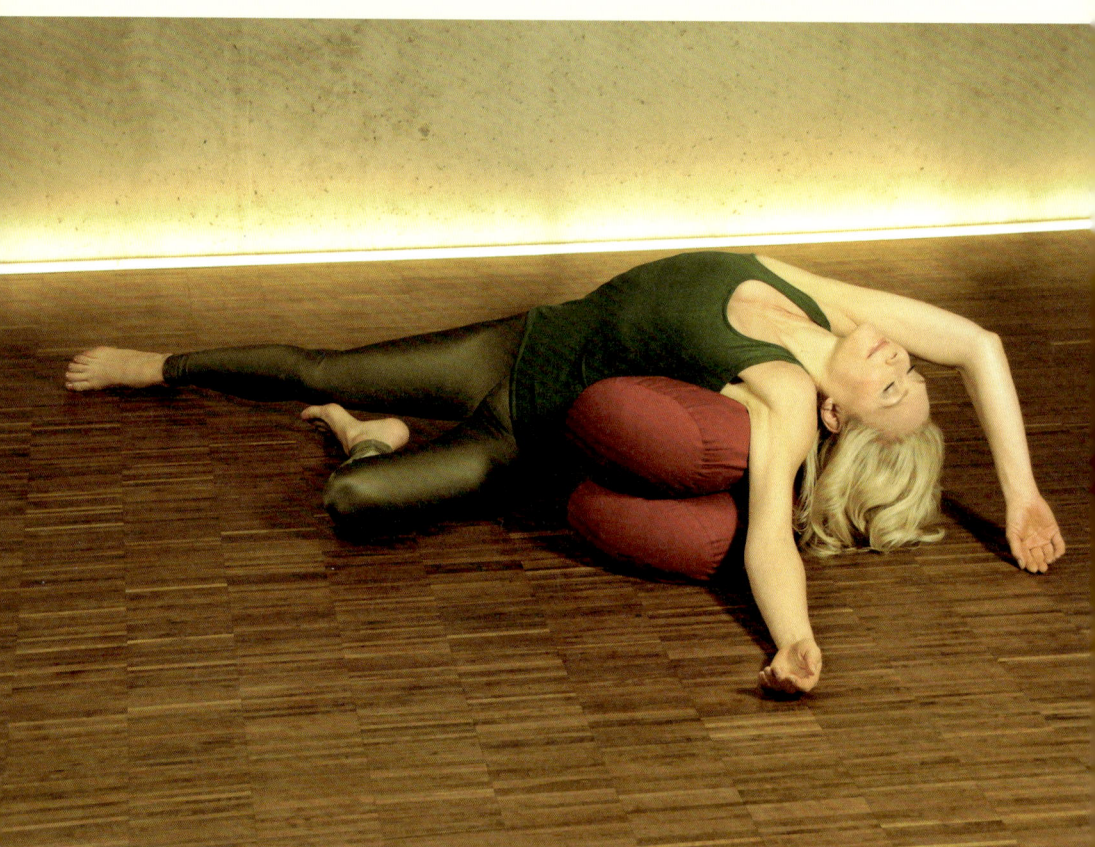

Anleitung

Legen Sie zwei Yogarollen übereinander quer auf den Boden. Falls Sie nur eine Yogarolle haben, können Sie auch eine dicke, feste Decke quer zusammenlegen, sodass eine Rolle entsteht. Platzieren Sie die linke Seite Ihres Beckens auf dem Boden mit etwas Abstand neben das rechte Ende der Yogarollen, beide Beine sind zur rechten Seite hin angewinkelt. Den linken Arm stützen Sie vor der Yogarolle am Boden ab und der rechte Arm ist nah an Ihrem Körper bzw. nah vor dem Oberkörper abgestützt.

Strecken Sie dann Ihr oberes Bein aus und legen es in einer Linie mit der Flanke entspannt am Boden ab. Einatmend rollen Sie nun mit der linken Seite des Oberkörpers in Richtung Mitte der Yogarolle. Ein Teil der Brustwirbelsäule ist nun über der Rolle platziert, achten Sie hier darauf, dass nicht der ganze Rücken auf der Rolle liegt. Weder die Schultern, noch die Hüften sollten den Boden berühren.

Bringen Sie beide Arme nach hinten neben die Ohren. Der Nacken und der Hinterkopf werden sanft von der Rolle gehalten. Schließen Sie die Augen und entspannen Sie sich in diese Position hinein. Sollten Sie Nacken- oder Schulterprobleme haben, platzieren Sie die zweite Rolle oder die dick gerollte Decke direkt hinter der ersten Rolle und lehnen Sie sich dann mit der linken Seite des Oberkörpers darüber.

Sie können Ihren linken Arm seitlich in Schulterhöhe ausgestreckt lassen oder anwinkeln und Ihren Kopf darauf ablegen. Beugen Sie nun den rechten Arm über den Kopf sodass er auf der zweiten Rolle, einer gefalteten Decke oder am Boden abgestützt werden kann.

Die Position kann 3 bis 5 Minuten oder auch gerne länger gehalten werden, je nach Entspannungsbedürfnis.

Wenn Sie die Position verlassen möchten, lösen Sie mit der Ausatmung die Position des oberen Arms auf, rollen Sie zur Seite, winkeln Sie das ausgestreckte Bein wieder an, stützen Sie die Hände fest am Boden auf und drücken Sie sich sanft nach oben.

Wechseln Sie dann die Seite.

Atmung

Atmen Sie ruhig durch die Nase ein und aus und entspannen Sie sich immer mehr in die Position hinein. Lassen Sie los mit dem Gefühl, vom Leben getragen zu werden.

Wirkung

Die Übung dehnt den seitlichen Oberkörper, die Flanken und die Arme, öffnet den Brust- und Schulterbereich, dehnt die Zwischenrippenmuskeln und das Zwerchfell, stimuliert die Funktion der Leber, des Magens und der Milz, wirkt entspannend,

lindert Stress und
hilft Anspannungen abzubauen.

Achtung

Seien Sie besonders vorsichtig bei Schmerzen im unteren Rücken,
Schulterschmerzen sowie
in der Schwangerschaft.

Während der Menstruation sollten Sie diese Übung nicht machen.

Affirmation

„Ich bin ein wertvoller Mensch und vertraue dem Universum, das mich trägt."
Alternativ: „Ich bin mutig und ich glaube an mich und vertraue auf meine Zukunft."

Ausgleichsposition: Stellung des Kindes (Balasana)

Bringen Sie im Fersensitz die Knie eng zusammen. Stützen Sie die Hände am
Boden neben den Knien ab und lassen Sie dann den Oberkörper sanft mit der
Ausatmung nach vorne auf die Oberschenkel sinken. Die Stirn berührt den
Boden und die Arme liegen locker nach hinten neben den Beinen. Die Handflächen sind nach oben geöffnet. (Falls die Stirn nicht am Boden ankommt,
machen Sie mit den Händen ein Kissen und legen Sie Ihre Stirn darauf ab.)
Versuchen Sie, das Gesäß auf den Fersen abzulegen.

Bleiben Sie für 5 bis 10 Atemzüge in der Haltung.

Halber Schmetterling (Janu Shirshasana)

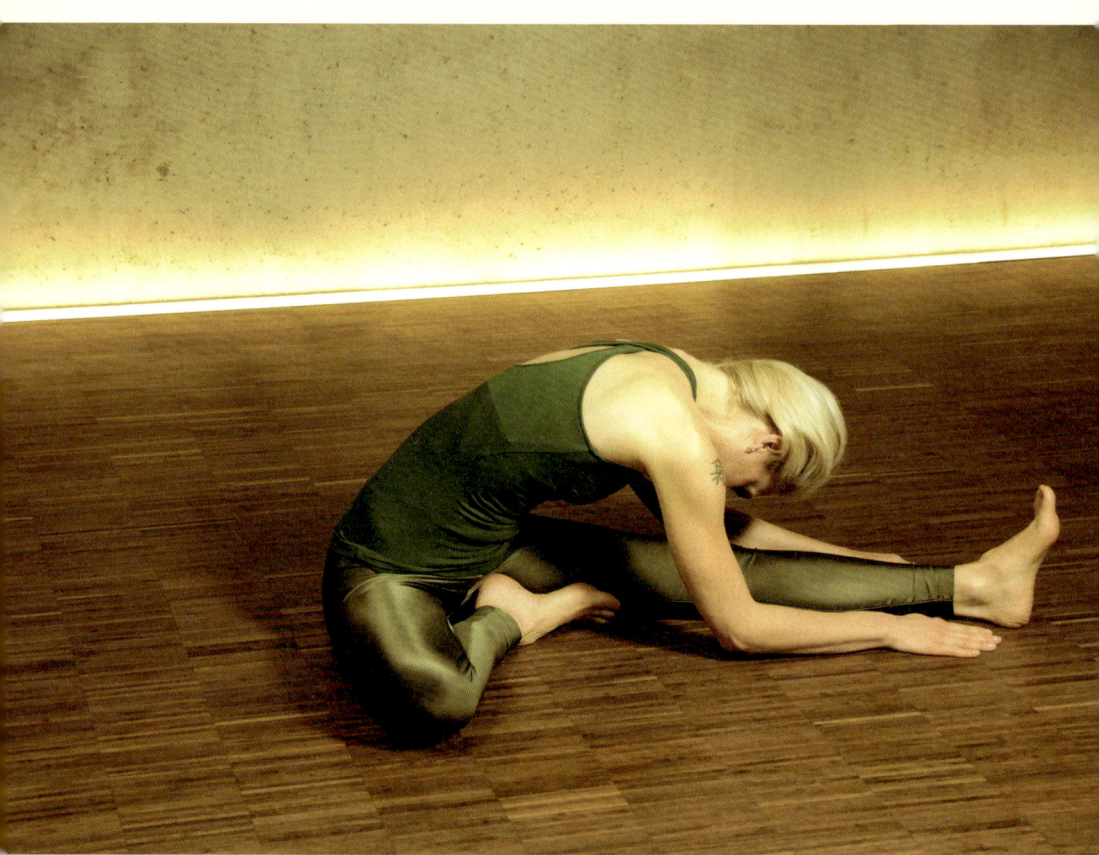

„Blicke in Dein Innerstes;

dort ist die Quelle Deines Lebens!

So wie es im Innern aussieht,

so wirst Du es im Außen erfahren.

So wie Du das Leben im Außen erfährst,

so sieht es in Deinem Innern aus."

IRENE FREI

Anleitung

Sie sitzen mit aufrechtem Oberkörper und ausgestreckten Beinen auf dem Boden. Das Gewicht ist auf beide Sitzhöckern gleichermaßen verteilt. Ziehen Sie die Pobacken mit den Händen noch einmal jeweils zur Seite oder nach hinten. Sie können sich auch auf eine zusammengerollte Decke oder ein Kissen setzen. Der Rücken ist entspannt aufgerichtet.

Winkeln Sie das rechte Bein an und ziehen Sie die rechte Fußsohle an die Innenseite des linken Oberschenkels heran. Das rechte Knie kippt sanft zur Seite, um das Knie zu unterstützen, können Sie eine gerollte Decke oder einen Yogablock unter Ihren gebeugten Oberschenkel legen.

Drehen Sie den Rumpf mit der Ausatmung in Richtung linkes Bein. Atmen Sie in dieser Position tief ins Becken hinein und ziehen Sie den Rücken mit der Einatmung noch einmal in die Länge. Mit Beginn der Ausatmung beugen Sie sich ganz sanft und langsam aus dem unteren Rücken über das linke Bein nach vorne in Richtung Zehen. Legen Sie Ihre Hände auf dem Unterschenkel oder rechts und links daneben auf dem Boden ab.

Runden Sie ausatmend den Rücken und entspannen Sie in die Position hinein. Schließen Sie die Augen und lassen Sie sich nach und nach mehr in die Stellung hineinschmelzen.

Verweilen Sie hier 3 bis 5 Minuten oder auch gerne länger, je nach Entspannungsbedürfnis.

Wenn Sie die Position verlassen möchten, drücken Sie die Hände fest in den Boden und rollen sich langsam mit der Einatmung Wirbel für Wirbel wieder auf.

Wechseln Sie dann die Seite.

Atmung

Atmen Sie bewusst durch die Nase ein und aus, richten Sie dabei die Einatmung auf die Region im Körper, in der Sie die größte Dehnung wahrnehmen. Atmen Sie die Anspannung, die Sie vielleicht dort erfahren, ganz bewusst aus.

Wirkung

Die Übung dehnt die Lendenwirbelsäule,
entspannt die Rücken- und Nackenmuskulatur,
öffnet die Hüfte,
stimuliert Leber und Nieren,
fördert die Verdauung,
entspannt den Geist und lindert leichte Depressionen.

Sie normalisiert den Blutdruck,
lindert Ängste,
Müdigkeit und Kopfschmerzen.

Seien Sie besonders vorsichtig bei Problemen mit dem Ischias,
Erkrankung der Lendenwirbelsäule,
Knieschmerzen oder
Durchfall.

Affirmation
„Ich bitte darum, dass mir die Wahrheit klar und verständlich gezeigt wird."
Alternativ: „Ich erfühle und verstehe Ereignisse in tieferen Zusammenhängen."

Ausgleichsposition: Knie zum Brustkorb
Kommen Sie in die entspannte Rückenlage und ziehen Sie nun die Knie mit
der Ausatmung zur Brust und verschränken Sie die Hände um die Schienbeine.
Die Schultern und das Becken entspannen sanft in den Boden.

Bleiben Sie für 5 bis 10 Atemzüge in der Haltung.

Sitzende Vorbeuge (Pashchimottanasana)

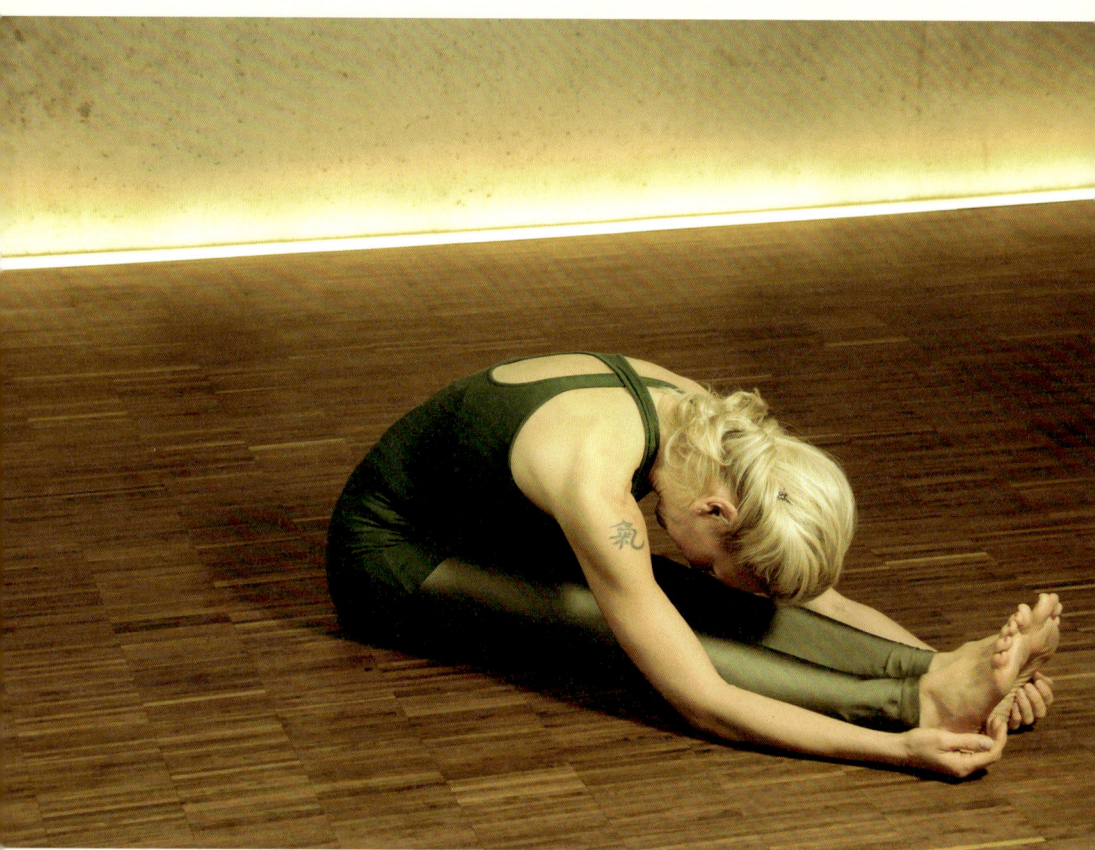

„Licht?
Du musst nur aus deinem eigenen Schatten heraustreten,
dann erblickst du es."

HERMANN HESSE

Anleitung

Sie sitzen mit aufrechtem Oberkörper auf dem Boden. Die Beine sind parallel gerade nach vorne ausgestreckt, bei stark verkürzten Beinrücksehnen oder Knieproblemen, legen Sie eine Yogarolle oder eine gerollte Decke unter Ihre Kniekehlen. Das Gewicht ist auf beiden Sitzhöckern gleichermaßen verteilt. Ziehen Sie die Pobacken mit den Händen noch einmal jeweils zur Seite oder nach hinten. Sie können sich auch auf eine zusammengerollte Decke oder ein Kissen setzen. Nehmen Sie sich zuerst von innen heraus in der Haltung wahr. Der Rücken ist entspannt aufgerichtet.

Ziehen Sie sich mit der Einatmung nochmals in die Länge und beugen Sie sich mit der Ausatmung aus den Hüften heraus achtsam nach vorne. Die Wirbelsäule rundet sich hierbei in der Vorbeuge, um die Vorbeuge etwas zu erleichtern, können Sie eine Yogarolle auf ihre Beine legen. Entspannen Sie sich in die Position hinein. Bei Problemen im Bereich der Halswirbelsäule ziehen Sie das Kinn leicht in Richtung Brustkorb und lassen dann erst den Kopf nach unten sinken.

Legen Sie die Arme seitlich neben Ihren Beinen am Boden ab, entspannen Sie in die Position hinein und schließen Sie die Augen.

Verweilen Sie hier 3 bis 10 Minuten oder auch gerne länger, je nach Entspannungsbedürfnis.

Wenn Sie die Position verlassen möchten, drücken Sie die Hände in den Boden und rollen sich langsam mit der Einatmung Wirbel für Wirbel wieder auf und schütteln Ihre Beine aus.

Atmung

Sie atmen ruhig durch die Nase ein und aus. Stellen Sie sich vor, wie Sie durch beide Fußsohlen einatmen und helle frische reinigende Energie durch die Beine hindurchfließen lassen in Richtung des Beckens. Mit der Ausatmung atmen Sie die verbrauchte Energie wieder durch die Beine hinab und durch die Fußsohlen hinaus.

Wirkung

Die Übung dehnt die Bänder entlang der Wirbelsäule,
dehnt die gesamte Körperrückseite,
massiert die Bauchorgane,
hilft bei Menstruationsbeschwerden,
lindert Stress und leichte Depressionen,
wirkt bei Kopfschmerzen,
beruhigt das Herz und
entspannt das Nervensystem.

Achtung

Seien Sie besonders vorsichtig bei akuten Knieproblemen,
Nackenproblemen,

Bandscheibenvorfall,
Durchfall sowie
in der Schwangerschaft.

Affirmation
„Ich nehme mich an und akzeptiere mich."

Ausgleichsposition: Knie zum Brustkorb

Kommen Sie in die entspannte Rückenlage und ziehen Sie nun die Knie mit der Ausatmung zur Brust und verschränken Sie die Hände um die Schienbeine. Die Schultern und das Becken entspannen sanft in den Boden.

Bleiben Sie für 5 bis 10 Atemzüge in der Haltung.

Gehen Sie am Ende der Übungssequenz in Shavasana (siehe Seite 62).

Mentale Übungen zur Selbsterkenntnis:
Hoch und Tief des Tages

Um zu erkennen, wer Sie sind, ist es auch wichtig zu wissen, was Sie möchten, was Sie fühlen, was Ihnen gut tut und was Sie in Ihrem Leben gerne ändern möchten. Da äußere Ereignisse unser Denken sehr gut widerspiegeln, ist es hilfreich, die Hochs und Tiefs im Verlauf eines Tages zu beobachten.

Legen Sie sich einen Block zur Seite und schreiben Sie mindestens sechs Wochen lang jeden Abend vor dem Zubettgehen zwei Dinge auf:

1. Was war mein Hoch des Tages, was hat mich berührt im Herzen, was hat mir Freude gemacht, was hat mir Spaß gemacht?

2. Was war mein Tief des Tages, was hat mich bedrückt, welche Situation war nicht angenehm, wo hatte ich Stress und Druck, was war der Auslöser?

Schauen Sie sich nach sechs Wochen die Antworten an. So werden Sie einen ehrlichen Überblick über Ihr Leben, Ihre Gedanken und Ihre Gefühle bekommen.

Übung: Spaziergang – Verbunden im Sein
Nehmen Sie sich immer wieder Zeit, alleine spazieren zu gehen, um ganz verbunden zu sein mit sich und der Natur. Vielleicht gibt es einen Lieblingsweg oder einen ganz neuen Pfad an einem See, einer Waldlichtung, einer Wiese, einem Fluss. Es sollte ein stiller Weg sein, keine befahrene Straße, nicht mitten in der Stadt.

Nehmen Sie Kontakt mit Ihrer Umgebung auf, während Sie gehen. Seien Sie aufmerksam und beobachten Sie, was Sie anzieht. Vielleicht ist es ein kleiner Stein auf dem Boden, der Sie in seiner konkreten Form anspricht? Vielleicht zieht Sie ein bestimmter Baum an. Gehen Sie zu ihm und betrachten Sie ihn. Was fasziniert Sie daran? Seine Kraft? Seine Wurzeln? Sein dicker Stamm? Verweilen Sie einen Augenblick ganz verbunden mit dem Baum und meditieren Sie auf ihn.

Gehen Sie dann weiter und nehmen Sie das nächste Objekt wahr, dass Sie anzieht. Verweilen Sie dort einen Augenblick und meditieren Sie wieder auf das Objekt. Fragen Sie sich jedes Mal: „Was fasziniert mich daran? Was macht das Objekt mit mir? Wieso hat es mich angezogen? Was hat es in mir ausgelöst? Welches Gefühl hat sich gezeigt." Verweilen Sie immer einen Augenblick in Stille und Ruhe vor dem ausgewählten Objekt und bemerken Sie Ihren Zustand, wenn Sie sich mit dem Objekt verbinden.

Übung: Morgen-Meditation

Nehmen Sie sich für diese Meditation morgens gleich nach dem Aufwachen 5 bis 10 Minuten Zeit. Die Zeit gleich nach dem Aufwachen (oder auch kurz vor dem Einschlafen) ist ein besonderer Zustand. Wir sind nicht ganz wach, schlafen jedoch auch nicht mehr bzw. noch nicht. Unser Geist befindet sich noch in einer tiefen Entspannung (Alpha-Wellen). In diesem Zustand des „Nullpunktes" haben wir die Möglichkeit, einen ehrlichen Kontakt mit unserem Körper unseren Gefühlen und unserer inneren Stimme aufzubauen und der Tag beginnt bereits sehr achtsam und bewusst.

Lehnen Sie sich nach dem Aufwachen ganz entspannt in Ihr Kissen zurück. Entspannen Sie Ihr Gesicht und nehmen Sie Ihren Atem wahr. Bemerken Sie, wie Sie durch beide Nasenöffnungen sanft ein- und ausatmen. In diesem Augenblick zählt nur der Atem. Verweilen Sie für einen Moment in Anapana, der Beobachtung des Atems. Wenn Gedanken kommen, lassen Sie diese einfach kommen. Seien Sie neutral und beobachten Sie weiterhin liebevoll Ihren Atemfluss über die Nase.

Legen Sie nach einer Weile Ihre Hände auf Ihren unteren Bauchraum und lenken Sie Ihre Aufmerksamkeit von der Nasenatmung zur Bauchatmung. Nehmen Sie mit klarem Geist wahr, wie sich Ihr Bauch mit der Einatmung nach oben weitet und mit der Ausatmung wieder zurücksinkt. Bleiben Sie ganz konzentriert dabei. Nehmen Sie die tiefe Entspannung in Ihrem Körper durch das bewusste tiefe Ausatmen und Senken des Bauches wahr. Bleiben Sie ganz verbunden mit Ihrem Zentrum im Bauchraum. Mit jeder Ausatmung lassen Sie noch mehr los.

Sie müssen nichts tun. Einfach nur SEIN. Dieser Augenblick gehört ganz Ihnen. Die heilsame Kraft der Stille und Ruhe ohne Raum und ohne Zeit, einfach nur Hier und Jetzt. Vielleicht haben Sie eine bestimmte Frage an Ihren Wesenskern. Tief in Ihnen formuliert sich nun diese Frage. Vielleicht zeigt sich die Antwort als Symbol, als Bild, als Gefühl, als Vision oder auch als Satz den Sie hören. Verweilen Sie hier ein wenig und schenken Sie sich den Raum und die Zeit, ohne Druck. Und dann fragen Sie noch, was wichtig ist für diesen kommenden heutigen Tag.

Mentale Fragen zur Selbsterkenntnis

Wieso bin ich auf dieser Welt?
Was möchte ich erschaffen?

Was sollen die Leute über mich sagen nach meinem Tod?

Was ist wirklich wichtig in meinem Leben, auf was kommt es wirklich an?

Was ist mein größtes Potenzial?

Welche Gabe steckt in mir?

Wo oder wie kann ich wirklich zeigen, was ich „drauf" habe?

Was möchte ich gerne zum Ausdruck bringen?

Warum lebe ich ein ganz erfülltes Leben?

Wieso bin ich mir selbst so viel wert?

Wieso höre ich auf meine innere Stimme?

Wovon träume ich?

Wovon brauche ich mehr in meinem Leben?

Welches Gefühl liegt im Verborgenen, welches ich von außen erhoffe und mir innerlich nicht geben kann?

Alltagstipps

Neben den verschiedenen Übungssequenzen für die fünf wichtigsten Lebensbereiche und den mentalen Übungen, gibt es noch viele Dinge, die uns dabei helfen, in Balance zu bleiben – oder sie zurückzugewinnen. Hier ist abschließend noch eine Auswahl von bewährten Tipps:

1. Bleiben Sie im Dialog: Mit sich selbst und den Menschen, die Ihr Leben und Ihre Welt ausmachen. Fragen Sie sich selbst immer wieder, was Sie sich wirklich wünschen, was Ihr tatsächliches Bedürfnis ist. Stellen Sie sich jeden Tag die Frage: Wie will ich hier und jetzt leben, um heute Abend glücklich einzuschlafen?

2. Entspannen Sie sich: Jeder Tag hat 1440 Minuten. Wenn Sie wieder in Balance kommen wollen, brauchen Sie Zeit für sich selbst. Halten Sie jeden Tag mindestens 5 Minuten inne und entspannen Sie Ihren ganzen Körper.

3. Planen Sie Pausen ein: Machen Sie nach Möglichkeit nur eine Sache. Schenken Sie dem, was Sie gerade tun Ihre volle Aufmerksamkeit. Machen Sie eine kurze Pause, bevor Sie etwas Neues anfangen.

4. Lösen Sie Probleme sofort: Gehen Sie Konflikten nicht länger aus dem Weg, indem Sie sie mit innerem Rückzug, Alkohol oder Sport kompensieren. Suchen Sie das Gespräch und Ursachen sowie Lösungen für ein Problem.

5. Bleiben Sie klar: Wenn es Ihnen nicht direkt gelingt, ein Problem zu lösen und Sie es kompensieren müssen, dann versuchen Sie, dass es so gesund wie möglich passiert, damit es nicht zum nächsten Problem wird.

6. Sagen Sie „Stopp": Sobald Sie merken, dass Sie destruktiv über sich selbst oder andere denken, sagen Sie „Stopp"! Überlegen Sie, warum Sie innerlich so in den Widerstand gehen und versuchen Sie, dieser Störung so schnell wie möglich auf den Grund zu gehen – und sie zu beseitigen.

7. Ernähren Sie sich ausgewogen: Achten Sie darauf, dass Sie besonders in stressigen Zeiten gut zu sich sind und genügend Vitamine zu sich nehmen, frisches Obst und Gemüse aus regionalem Anbau essen und ausreichend trinken.

8. Seien Sie sich selbst wichtig: Tun Sie mindestens alle zwei Tage etwas, bei dem Sie das Gefühl haben: „Ich komme auf meine Kosten!"

9. Schlafen Sie genug: Erholsamer, ausreichender Schlaf ist die Basis für ein gesundes Leben. Achten Sie darauf, dass Sie hier nicht zu kurz kommen.

10. Setzen Sie Prioritäten: Seien Sie sich selbst wichtig, ohne ein Egoist zu sein. Achten Sie darauf, dass Sie nicht mehr über sich hinweggehen. Setzen Sie Grenzen und vertreten Sie diese – vor sich selbst und anderen.

11. *Holen Sie sich Feedback:* Oft verfallen wir in alte Gewohnheiten, ohne es selbst zu merken. Holen Sie sich deshalb regelmäßig kompetentes Feedback von einem Menschen, den Sie schätzen.

Und denken Sie immer daran: Versuchen Sie, die Yogaübungen, die mentalen Fragen und die elf abschließenden Tipps mit Freude umzusetzen! Genießen Sie die Übungen! Machen Sie sich mit Spaß an die Übungen! Erleben Sie das, was Sie tun können, als ein Geschenk!

Dank

Das Buch ist in tiefer Dankbarkeit meinen Eltern Alfred und Christina Seehofer gewidmet. Stets stehen Sie hinter mir und unterstützen mich mit ihrer Liebe und dem tiefen Glauben an mich. Dies gibt mir Mut, Vertrauen und Kraft, egal in welcher Lebenslage ich mich gerade befinde.

Danke an meine Schwester Sabrina, sie ist eine liebevolle Schwester, eine großartige Lebensberaterin und Gefühlstrainerin, durch ihre starke Unterstützung wird mein Leben erfüllt und meine Arbeit sehr bereichert.

Danke an meinen Bruder Thorsten, für den Platz den er in meinem Herzen einnimmt.

Danke an all meine wertvollen Freunde und Freundinnen, die mich mit ihrem Rat begleiten und in allen wichtigen Lebenslagen unterstützen und für mich da sind, wann immer ich Rat brauche. Besonders bedanken möchte ich mich gerne bei: Erwin Aljukic, Annette Stalz, Cenned Laaser, Werner Lee Grawe und Petra Bernhardt.

Danke an meine großartigen Lehrer, Trainer und Mentoren: Thomas und Irene Frei von TRIASPower, Sebastian Goder von MindLifeBalance, Frederick Dodson von Reality Creation Coaching, Dipl. Psych. Monika Remscheid, Dr. Christian Dogs, ärztlicher Direktor der Psychosomatischen Panorama Fachklinik in Scheidegg.

Herzlichen Dank auch an Chefarzt Dr. med. Wolf-Jürgen Maurer, Chefarzt der Psychosomatischen Panorama Fachklinik in Scheidegg, für sein Vorwort.

Vielen Dank auch an Frau Dr. med. Theresa Woerndl, Spezialistin für Burnouts und Biofeedback, für ihre fachliche Unterstützung bei diesem Buch.

Danke an Dagmar Stuhr und ihre wundervolle Unterstützung auf meinem Yogaweg und für die Möglichkeit, im AIRYOGA München zu unterrichten. (Die Fotos im Buch wurden im AIRYOGA Studio in München aufgenommen, www.airyoga.com.)

Danke an den Werner Lee Grawe für die großartige Unterstützung und seine Anam-Cara-Bilder. Er ist ein ganz besonderer Seelenfotograf, der die Yogahaltungen in diesem Buch mit viel Liebe und Engagement ins Licht gesetzt hat. Herzlichen Dank an Gabriela Pachmayr für das tolle Styling und die Unterstützung bei den Fotoarbeiten.

Ein ganz besonderer Dank gilt der wunderbaren Doris Iding für Ihre Unterstützung und wertvolle professionelle Beratung bei der Umsetzung dieses Buches. Sie hat immer an mich geglaubt und mir Mut gemacht!

Ebenso ein großer Dank an Dr. Katja Kaiser für ihre tolle fachliche Beratung.

Danke an Monika Jünemann und den Windpferd Verlag, für das Vertrauen, den Glauben an mich und meine Arbeit und für die Realisierung dieses Buches.

Der Schlussdank mit großer Demut und Wertschätzung geht an das Leben selbst, diese wundervolle Kraft und Energie, die mich leitet, an die Erfahrungen, Gefühle und Emotionen, die mir auf meinem Lebensweg begegnen und mich immer mehr zu meinem wahren Wesenskern führen.

Über die Autorin

Die Yogalehrerin Tanja Seehofer unterrichtet erfolgreich im In- und Ausland. Sie ergänzt ihre Stunden mit Aspekten aus dem Mentaltraining, Humanenergetik, Quantenphysik und Meditation. Zudem ist sie ausgebildete Entspannungstherapeutin mit dem Schwerpunkt Burnout-Prävention.

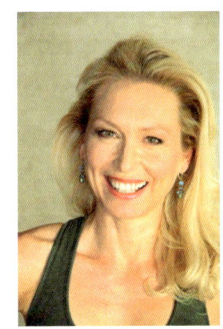

Bitte beachten Sie

Dieses Buch ersetzt keine medizinisch-therapeutische Behandlung. Sollten Sie unter schwerwiegenden körperlich-seelischen Symptomen oder Beeinträchtigungen leiden, rate ich Ihnen, einen erfahrenen professionellen Coach, Therapeuten oder Arzt Ihres Vertrauens zu kontaktieren. Auch das Üben der Yogastellungen sollten Sie bei oben genannten Symptomen im Vorfeld mit einem Arzt abklären. Dieses Buch erhebt auch keinerlei Anspruch auf Vollständigkeit und Vollkommenheit.

Literatur

Ariel, Sonja und Siranus Sven von Staden: Frag dich glücklich. Wie Powerfragen dein Leben verändern können. Schirner Verlag 2012

Flamm, Sue: Restorative Yoga with Assists. CreateSpace Independent. Publishing Platform 2013

Frei, Irene und Thomas: Das Lebensspiel: Die Regeln verstehen, anwenden und gewinnen. Arkana Verlag 2011

Grün, Anselm: Kraftvolle Visionen gegen Burnout und Blockaden: Den Flow beflügeln. Kreuz Verlag 2012

Hansch, Dr. Dietmar: Burnout: Mit Achtsamkeit und Flow aus der Stressfalle. Knaur MensSana HC Verlag 2014

Hanson Lasater, Ph. D Judith: Relax and Renew. Rodmell Press 2011

Iding, Doris: Der kleine Achtsamkeitscoach. GU Verlag 2012

Iding, Doris: Alles ist Yoga. Weisheitsgeschichten aus dem Yoga. Schirner Verlag 2010

Iding, Doris: Die Angst, der Buddha und ich. Nymphenburger Verlag 2013

Iding, Doris: Barfuss Schritt für Schritt. Windpferd Verlag 2013

Kabat-Zinn, John: Die heilende Kraft der Achtsamkeit [Audiobook]. CD. Arbor Verlag 2009

Kabat-Zinn, John: Achtsamkeit und Meditation im täglichen Leben [Audiobook]. Arbor Verlag 2007

Kabat-Zinn, John: Zur Besinnung kommen: Die Weisheit der Sinne und der Sinn der Achtsamkeit in einer aus den Fugen geratenen Welt. Arbor Verlag 2008

Kaufmann, Alexander S.: Handle selbst und lebe jetzt! Engelsdorfer Verlag 2010

Kretschmann, Rolf: Die Kraft der inneren Bilder. Beltz Verlag 2000

Ott, Ulrich: Yoga für Skeptiker. O. W. Barth Verlag 2013

Prieß, Dr. med. Mirriam: Burnout kommt nicht nur vom Stress. Südwest Verlag 2013

Reddemann, Luise: Eine Reise von 1.000 Meilen beginnt mit dem ersten Schritt. Herder Verlag 2008

Seehofer, Tanja: Yin-Yoga des Herzens. Windpferd Verlag 2014

Silva, José: Der Silva-Mind Schlüssel zum inneren Helfer. Allegria Verlag 2011

Skuban, Ralph: Patanjalis Yogasutra. Arkana Verlag 2011

Wessbecher, Harald: Das dritte Auge öffnen: Eine neue Dimension der Wahrnehmung und Entfaltung mentaler Kräfte. Integral Verlag 2006

Yoga & Entspannung

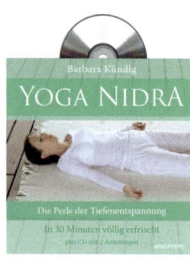

Barbara Kündig
Yoga Nidra
ISBN 978-3-89385-637-4

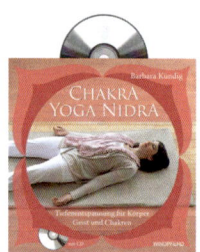

Barbara Kündig
Chakra Yoga Nidra
ISBN 978-3-86410-081-9

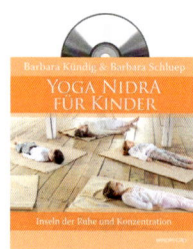

Barbara Kündig
Yoga Nidra für Kinder
ISBN 978-3-86410-098-7

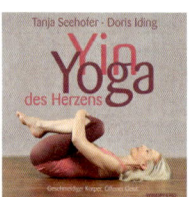

Tanja Seehofer
Yin Yoga
ISBN 978-3-86410-068-0

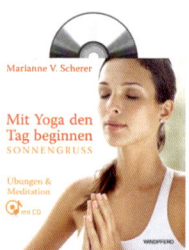

Marianne V. Scherer
Mit Yoga den Tag beginnen
ISBN 978-3-86410-003-1

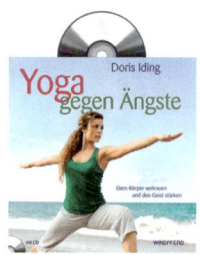

Doris Iding
Yoga gegen Ängste
ISBN 978-3-86410-079-6

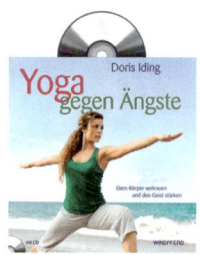

www.windpferd.de